腸壽食

醫學博士
藤田紘一郎

飲食生活研究家
魚柄仁之助

前言①

培養「腦是笨蛋，腸很聰明」的觀念，養成攝取對腸道有益的食物，就不會生病。

40億年前，這世界上就已經有生物的存在，而且一直到最近5億年前，生物都只是靠腸子維生。例如說，蚯蚓沒有眼睛，也沒有鼻子，單單只有「腸」，但是沒有腦，一樣活得好好的；人類就是因為擁有腦，專注於自己的美醜、禿頭等問題，開始出現一堆煩惱。

而且，擁有腦的人類也開始為疾病所苦，因為吃的食物都是依照腦的喜好挑選。腦是笨蛋，通常乖乖地聽從腦的指示，就是「洋芋片一吃就停不下來」、「只想吃摻入添加物的食物」。

從過去到現在，我根據大腦的指示，前後花了40年之久的時間，從事腸內細菌的研究。我用「腦」思考「使人長壽的食物」，在理論上獲得結論，但是我不禁開始質疑這其中的準確性。關於這點，我想到唯一可以互相交換意見的人，只有飲食研究家魚柄仁之助，他的專長就是研究日本飲食的變遷，並且是一位在日常生活中實踐「飲食智慧」的專家。

我和魚柄從15年前開始，經常在大型演講場合碰面，一起上台至少5次以上。由於我擔心提出的飲食理論有些地方可能不切實際，於是想到魚柄可以加強我這方面的不足，於是有了出版這本書的想法，努力的結果，我們確實寫了一本好書。

希望讀者讀完本書，可以清楚瞭解「腸壽食」的涵義，並且知道如何去實踐。

如此一來，相信每個人都可以獲得健康的身體，並且活得長壽。

「腸壽食理論解說・藤田紘一郎」

前言②

成為文明國家的現今，演變成過度清潔、簡便飲食、外食居多，卻造成現代人更虛弱的體質

1994年藤田教授因為《搞笑蛔蟲》一書成為話題，大家叫他怪博士，同年我也出了一本書《廚房裁員術》，大家叫我怪叔叔，成為當時的另一個話題。一個是怪博士，冷靜分析腸內寄生蟲和人體健康之間的關係；另一個是怪叔叔，探討飲食生活和人體健康之間的關係。我私底下認為「藤田教授就是一個透過觀察、假設、實驗，然後做出分析的人」，一開始對他並沒有特別感興趣；之後，我們兩個人一起受邀參加飲食生活等相關主題的大型演講，前後約5次。

當時距離現在至少有10年的時間，這段期間，社會不斷變遷，如今很少有人覺得藤田教授和我很「怪」，我觀察到許多人也開始注意到，現今的文明國家，發展過度的清潔、簡便的飲食生活和外食生活，卻造成人們更易虛弱的體質。很早就留意到這

個現象的藤田教授，過去就建立一套使身體增加抵抗力的飲食理論，教授本人也激動地在大家面前宣告「我一定要活到120歲！」

相隔15年之久，去年我再一次去聽了藤田教授的演講，看見教授一頭烏黑濃密的亂髮，高聲疾呼「大家一定可以活到120歲！」那些拍手鼓掌又叫好的高齡者們，在演講結束後一起喝茶聊天時，有人問到「教授說得很有道理，可是聽完演講後我們還是不知道實際上應該要怎麼吃？」說完後，大家的目光突然集中在我身上，便有人開口說「仁之助，活到120歲的具體飲食方法，不是應該由你來告訴我們嗎？」

盛情難卻之下，就擬定了一套「藤田腸壽理論攻略法」。因此，本書以一來一往的形式，針對每一項藤田腸壽理論，逐一提示實際應用方法。

「實際應用技巧解說・魚柄仁之助」

〔目錄〕

第2章 提高免疫力並且預防癌症的飲食方法

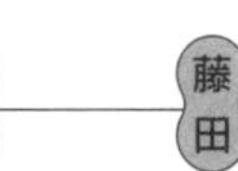

第3章

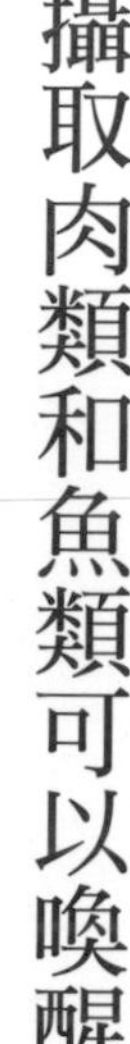

多攝取肉類和魚類可以喚醒細胞

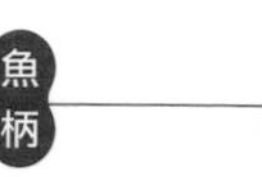

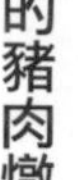

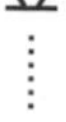

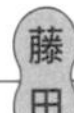

油脂是影響細胞的健康關鍵

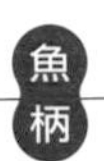

利用健康又環保的方法攝取油脂

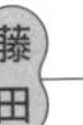

Omega-3 脂肪酸是「腸壽」的秘訣

魚柄

輕鬆攝取 Omega-3 脂肪酸的方法

第4章 留意每天攝取的米和水

第5章

有效遠離疾病的「腸壽食」具體作法

第1章

立志「腸壽」就可以健康活到100歲

藤田

你自己決定要不要活到100歲

實現長壽的目標，關鍵在於「飲食」

「你可以不生病，健康活到100歲；如果順利的話，說不定還可以活到120歲以上都沒問題。」

演講的時候，大家聽到這一番話，大部份的人都會苦笑著說「教授，能活到100歲的人都是特例，我們只要能活到平均壽命就謝天謝地。」

但是，我敢拍胸脯向各位保證「人類原本生下來就是可以活到100歲」，這句話絕對不是我隨便說說，確實有科學根據。

人體是由大約60兆個細胞組成，每個細胞裡面都掌管生命活動，一般稱之為DNA。DNA通常是以染色體的形式呈現，而染色體的兩端有個部份，其特徵是由簡短的排列重覆構成，一般稱這部份為「端粒（telomere）」，到了1980年代左右，有人發現「端粒」的功能相當於「壽命回數票」。

人體細胞分裂時，DNA也會被複製，但是端粒除了特殊細胞以外，完全不會被複製，因此當細胞反覆分裂時，端粒的部份就會變短。

人類剛出生時，細胞端粒的長度是1萬鹼基對（Base Pair），一旦減少到5000鹼基對，細胞就無法再進行分裂，就會死亡；因此人體細胞的分裂次數有限，這關係到人類的壽命長短。

有一個研究調查端粒減少的速度，結果發現人類在不生病的情況下，1年平均長度減少大約50鹼基對，以5000除以50得到的數字是100，從這個計算可以推論，人類原本生下來就可以活到100歲。

但是生病的時候，端粒減少的速度會加快，快速失去端粒的人，到了70歲、80歲的時候，就把「壽命回數票」用盡。

話說回來，同時也發現，不生病、健康活著的人，可以把1年減少的端粒從50鹼基對降低到40鹼基對；1年減少的端粒數量從50鹼基對減少到40鹼基對的話，以

5000除以40的計算可以推算，可以活到125歲。

根據「金氏世界記錄」，認定世界最高齡是一位享年122歲的法國女性，可以說相當接近125歲的推論值。然而必須具備相當好的生活條件才有辦法活到120歲，但是活到100歲並不會太困難。

減緩端粒減少的速度，也就是避免生病，實現長壽的關鍵在於「飲食」。理由是，人體是由60兆個細胞、各種不同功用的酵素、荷爾蒙、傳導物質所組成。追本溯源，我們會發現構成人體的一切原材料來自於食物；此外，動腦思考、運動肌肉、產生體溫等所需的能量也是透過食物的分解而產生的；而且食物也提供體內對抗疾病的「免疫力」。

最近美國的健康指標評價研究所發表的報告也證實，飲食生活確實會影響健康和壽命長短，從1999年到2013年針對108個國家進行大規模的調查，結果顯示「不健康的飲食生活，比起酒精和香煙，對人體所造成的危害更巨大，成為早死的最大因素」。

不確定的「命運」決定不了壽命的長短，經常聽到有人說「我的家族中『有癌症病史』」或者「『親戚大部份到了六十幾歲就去世！我是天生短命』」。但是最近的研究顯示，引發癌症、心肌梗塞、腦中風、糖尿病等主要疾病風險的遺傳因子，並不是這些疾病發作的主要原因，因為超高齡人士的遺傳因子和他們在中高年時期是一樣的。

壽命和身體容易生病的遺傳因子並沒有絕對的關係，而是透過你選擇的生活方式和飲食習慣決定的。你握有一切的主導權，希望所有下定決心「要健康活到100歲」的每一個人，可以在本書中學習到如何活得長壽並且不生病的具體方法。

期望幫助到每位讀者，並非是在「生病」和「長年臥病在床」的狀態下活著，而是遠離疾病，活到最後仍舊可以獨立自主，享受充滿活力的人生。

遠離疾病的免疫力要靠「腸」培養

只要重視「腸」，大部份的疾病都可以預防。

或許有人會問「腸？為什麼是『腸』？」。

試問，大家認為「腸」這個器官的功能是什麼呢？「消化」、「吸收」、「排泄」……

這些都沒錯，但是「腸」還有一個對人體非常重要的功能，就是「提供免疫力」。

從外面進入人體的細菌和病毒，有可能會引發疾病，加上體內也有可能會產生癌細胞，而將這些視為異物，並且加以排除的機能，統稱為免疫力。

容易生病的人和不容易生病的人之間的差別，就在於免疫力。免疫力高的人，即使有些細菌和病毒從外面侵入，也不會發病，就算體內產生癌細胞（聽說即使健康的人體裡面，每天也會產生5000個癌細胞），也能夠在擴散之前獲得有效抑制。

主要掌管人體免疫的細胞有淋巴球、巨噬細胞、顆粒球。這些免疫細胞在人體裡面，一天24小時，一年365天，日夜無休地到處巡邏，其中70%存在於腸的裡面。

也就是說，人體免疫力的70％是存在於腸道裡面，因此腸子是人體內「最大的免疫集散地」。

為什麼免疫細胞會如此大量地集中在腸道裡面呢？消化、吸收、排泄，是維持生命活動的必要過程，而腸子是擔任此過程的重要器官，但是必須留意，食物本身對於人體而言就是異物，並且進入時經常是挾帶著病原體之類的有害物質。病原體經由縫隙穿過腸壁，侵入適合繁殖的生物體內，因此腸道必須要有強大的免疫系統，才能事先預防這些異物的侵入。

在腸道繁殖的腸內細菌和免疫有很大的關係，一般推測至少有5萬種、1000兆個以上的腸內細菌在成人的腸管裡面繁殖，以重量計算，約1～2公斤，假如排成一列的話，約有10萬公里那麼長，數字相當驚人。

這些腸內細菌會依不同種類形成集合體，一般稱之為「腸內菌群」，最近的研究發現，腸內菌群裡頭有一部份的腸內細菌可以刺激免疫細胞活性化，也就是說，一旦腸內環境惡化造成腸內細菌減少，免疫細胞的活性也會降低，造成免疫力下降。

之前提到，「免疫力的70%存在於腸道」，那麼剩下的30%在哪裡呢?答案是「心」。

大家都知道，當人感到幸福，或微笑時，用正面積極的態度面對事情時，間腦會產釋放出「快樂物質」，而這種快樂物質可以促使免疫細胞活性化。

還有一點，人類在感受幸福時，多巴胺和血清素等神經傳達物質是不可或缺的，產生這些物質的材料正是腸內細菌。

當腸內細菌活動力減弱時，人體容易缺乏多巴胺和血清素，如此一來，對於幸福的感受性降低，人會容易感到煩躁、心情沮喪、抗壓性變差，更嚴重者，免疫力會下降，而長時間處於憂鬱狀態時，就是所謂的「憂鬱症」，是因為血清素不足所引起的心理疾病。

由此可知，心的狀態也會受到腸道狀態而有所影響，換句話說，免疫力幾乎百分之百是要靠「腸」和「腸內細菌」培養。只要保持好的免疫力，人就不容易生病，如果想要減少生病的風險，就要維護好腸道健康，因為腸道是產生免疫力的重要器官；照顧腸道健康其實不難，只要改善腸內環境，讓棲息在腸內的細菌保持活力。

腸內細菌負責大部份人體的免疫力，只要持續食用對腸內細菌有益的食物，就可以保持好的免疫力，遠離疾病，端粒不會過度減少，自然而然就可以活得健康長壽。從「腸」的角度思考健康長壽的可能性，有效地延長壽命的飲食方法，就是所謂的「腸壽食」。

在此整理歸納出「腸壽食」的10個重點和大家分享。

①多吃蔬菜

②多吃發酵食品

③偶爾吃肉

④攝取omega-3脂肪酸

⑤少吃精製的碳水化合物

⑥盡可能避免加工食品

⑦不要直接喝自來水

⑧細嚼慢嚥

⑨一定要吃早餐

⑩從事自己喜歡的運動

本書主要由我針對實現「長壽」的這10個項目，提出理論的說明，由魚柄為大家說明具體的實踐方法；也希望透過這個機會，讓大家思考每天通過腸道的食物對人體的影響。

魚柄

想要「活到100歲」，先從培養好的家事習慣開始

藤田式「腸壽法則」講求的是生活習慣

大家好！歡迎來到飲食的現場「廚房」，我是魚柄。

①多吃蔬菜

②多吃發酵食品

③偶爾吃肉

④攝取Omega-3脂肪酸

⑤少吃精製的碳水化合物

⑥盡可能避免加工食品

⑦不要直接喝自來水

⑧細嚼慢嚥

⑨ 一定要吃早餐

⑩ 從事自己喜歡的運動

以上就是藤田教授提出「活到100歲」的生活方式。

不要吃白砂糖和白米之類的精製食物，防腐劑之類的添加物也要避免，大量食用安全的蔬菜，也要適量攝取肉類和魚…想要實踐「藤田理論」，外食並非是一個好的選項，因為無法得知食材的來源和烹飪的方式。

或許有些人心裡想「真希望有家店可以按照藤田理論，一天製作三餐」，但這實在是一件非常困難的事，如果有人願意接下這一門「伙食」的生意，小心對方可能會獅子大開口，要求每個月都必須付出高額的薪資。

不過別擔心，學會自己煮，就不需要花那麼多錢；只不過廚房功夫可不是一朝一夕就可以學會，但是日積月累養成良好習慣，應該很快就可以熟練。

在研討會上只學一次，就覺得不容易做到，產生放棄的念頭，那麼就失去活動的意義，講白一點那只是一場「令人卻步的研討會」；例如學鋼琴這件事，應該沒有人天真以為，只學一天之後琴藝就會突飛猛進，第3天出現在蕭邦鋼琴大賽優勝獲獎，怎麼想都是不可能的。

家事也是一樣，雖然口口聲聲說「做不到」，但還是必須反覆做相同的例行公事。所以我要教大家「從培養習慣開始，學會做家事」，我試著遵照藤田式的「長壽法則」，整理出具體的「實踐方法」，希望大家都可以養成良好生活習慣，並且遠離疾病。

「腸壽食」生活的重點不是「食譜」，是「架構」

腸壽食生活的「飲食方式」是什麼？我想重點並不是「教大家如何做菜」，而是「教大家開始學會建立腸壽食生活的架構」。

考慮「今天要吃什麼呢？」，決定好要吃什麼之後，去採買所需的材料，回到廚房拼命做好吃完，結束一餐；下一個用餐時間到了，又開始想「要吃什麼呢？」一整天光是為了解決三餐就夠了。

所以為了要培養「腸壽食」的生活習慣，必須要先建立好，一回家立刻就可以動手做料理的「架構」。

因此本書會介紹如何建立起好的「架構」，幫助大家持續維持正常的飲食生活；也就是說「讓家裡隨時有備用食材的庫存」。

藤田醫師說過：「你自己決定要不要活到１００歲」。沒錯，意思就是說，你的飲食生活習慣會影響健康壽命。關鍵在於要不要現在開始改變，人類是很奇妙的生物，自古以來總是想著「算了，將來再說⋯」然後連試都沒試，就沒有下文，這實在是令人感到惋惜。等到有一天躺在病床上，悔不當初，一切都為時已晚。因此，不要再猶豫，「現在」就開始動手吧！

使用砧板、菜刀、鍋子等烹飪器具的基本知識

接下來要說明如何實踐「腸壽食」的習慣，不需要特別的烹飪器具，使用廚房裡現有的砧板、菜刀、鍋子等一般家庭廚房器具就行，沒有必要特地添購。

實際下廚時，每一樣器具都是值得信任的好伙伴，必須要好好珍惜。接下來說明

每一個器具的日常保養方法：

■砧板

烹調過程中要不厭其煩地用水清洗；切完魚肉時，立刻用棕刷或刷子搓洗，再用清水沖乾淨。千萬不可在切過魚肉的砧板上，再切生食蔬菜。砧板使用完畢，用清潔劑洗乾淨之後，一定要立起來，保持乾燥。

清洗砧板時，大家最容易忽略的是「砧板的邊緣（側面）」，留意邊緣也必須清洗乾淨。

■菜刀

切完一種食材之後，務必用清水洗淨，然後拿布擦乾；不鏽鋼菜刀只要在收起來之前，拿布擦乾即可，如果是日式菜刀一定要「洗好立刻擦乾」。

不僅預防生鏽，也避免雜菌殘留。

清洗菜刀時，大家最容易忽略的是「刀柄」，但是經常用手握的地方卻是雜菌最容易滋生的溫床，務必要利用洗潔劑和棕刷清洗乾淨。

洗好之後，不論是不鏽鋼菜刀或日式菜刀，一定要用乾淨的布徹底擦乾，立在「刀架」上，保持乾燥。特別留意木頭把柄的菜刀，水份容易殘留在刀柄裡面，日子一久，刀刃會從接合處開始腐蝕，因此務必將刀柄朝上立在刀架上。

■鍋子

鍋子用完，大家習慣裝滿水之後放著，其實不正確！要趁鍋子還未冷卻之前，當場清洗乾淨。清洗鍋子內側時，有些地方容易被忽略，例如右撇子不容易洗到鍋子的左上方，以時鐘的短針來講的話，大約是10點到12點之間的地方，要特別留意。

鍋子和菜刀一樣，手經常碰觸的「把手」部位其實很髒，用完後一定要記得清洗，並且擦乾之後放在通風處，高處懸掛是不錯的收納方式。

藤田

有效遠離疾病和老化的食材

活性氧是造成疾病和老化的原因

人體的細胞中有一種稱為「線粒體（mitochondria）」的細胞小器官，其功能是將呼吸進來的氧氣轉化成維持生命的能量。然而，在這個過程中，呼吸進來的氧氣，其中2%～3%會變化成反應性高的「活性氧」。

活性氧的酸化力非常強，很容易改變接觸到的物質，產生酸化現象。大家可以想像一下鐵釘一旦氧化之後，就會變得十分脆弱，促使「鏽」產生的物質就是活性氧。原本活性氧是被免疫細胞用來分解外來的異物，但是過多的活性氧反而會對身體造成不好的影響。

活性氧產生的劇烈酸化會傷害人體細胞和細胞內部的DNA，因此一般人都知道，造成腦中風、心肌梗塞、高血壓、癌症、糖尿病、失智症等200種以上疾病的主要原因是活性氧。此外，活性氧也會減弱腸內細菌的繁殖能力，降低免疫力，提高疾病的風險。

許多研究學家認為，除了疾病以外，老化現象也是「酸化」的結果。容易造成掉髮、頭髮變白、皮膚斑點和皺紋增加、眼睛的水晶體混濁造成視線模糊、骨頭和牙齒變脆弱，活性氧堪稱是老化的元兇。

為了預防疾病和老化，日常生活中必須留意如何避免體內產生過多活性氧，但是生活在現代文明社會，其實我們整天都曝露在到處充滿活性氧的環境中。除了呼吸以外，紫外線、大氣污染物質、抽煙、行動電話產生的電磁波、使用酸化的食用油炸出來的食物和使用化學物質的食品添加物，都是造成體內產生活性氧的原因。

為了避免這一類的活性氧對人體造成不好的影響，體內原來就有將抑制活性氧的酵素，我們稱之為抗氧化酵素，一旦活性氧的數量高於酵素，加上人體隨著高齡增長，對抗活性氧的能力減低，就會導致身體健康受到威脅。

人類對於活性氧的抵抗力只會越來越低，是無法避免的，但即使因為老化導致抗氧力衰退，人類還是可以藉由「飲食方式」從外面攝取抗氧化物質。

第2章會詳細解說抗氧化物質的作用機制，簡單來說，富含抗氧化物質的食材，都是顏色鮮豔、香氣、苦味、辣味強烈的植物性食材，為了預防活性氧所引發的疾病，就必須積極攝取這一類食材。

有效遠離疾病的「腸壽食材」

大家必須瞭解，什麼樣的食材可以作為「腸壽食材」來強化腸道和腸內細菌。下一章將針對「腸壽食」作更具體的說明。在那之前，先說明一下腸內細菌分為哪些種類。

在腸內菌群裡面繁殖的腸內細菌可分為「好菌」、「壞菌」、「伺機性細菌」三大種類，這些腸內細菌的繁殖場所和資源都非常有限，因此為了生存，彼此之間經常是處於競爭激烈的狀態，好菌減少的話，伺機性細菌就會見風轉舵，支援壞菌。反之，壞菌減少的話，伺機性細菌改變支援對象，好菌的數量就會增加。

具代表性的好菌有比菲德氏菌、乳酸菌、腸球菌等，功能十分多樣，包括：合成維他命和荷爾蒙、活化免疫細胞、促進消化和吸收、代謝脂肪等，有助於維護人體健康。

另一方面，具代表性的壞菌有大腸桿菌、產氣莢膜梭菌、葡萄球菌等，會造成留在腸內的食物殘渣腐壞，產生硫化氫、氨、吲等有害物質，造成免疫力下降，導致腸功能衰退，也是腹瀉和便秘的原因。

鏈球菌和擬桿菌門等之類的細菌是伺機性細菌，它們在好菌和壞菌之間，以及不同時間點，選擇當下佔優勢的細菌，並且開始發揮相同功能。好菌在腸內佔優勢的話，就發揮和好菌一樣的功能，可是如果一旦壞菌佔優勢的話，就會產生和壞菌一樣的功能。

取得腸內細菌的平衡非常重要，被視為壞菌的腸內細菌其實有助於好菌的代謝，同時也是產生人體需要物質的材料。部份好菌為了對抗壞菌而產生的物質反而對人體有益，因此人體需要好菌，也需要壞菌。

腸內菌群的重要功能就是幫助不同種類的細菌發揮最大的功用，一般而言，腸內菌群的完美比例是「好菌20%～30%，壞菌10%，伺機性細菌60%～70%」，因此「腸壽食材」的主要目的是增加好菌多過壞菌。

具有代表性的腸壽食材

①作為好菌和伺機性細菌養分的食材

「腸壽食材」的第一名就是作為提供好菌和伺機性細菌養分的食材，指的是富含纖維的蔬菜、水果、菇類，以及發酵食品。

提到蔬菜，一般人總是想到小黃瓜和番茄、萵苣等，但是其實像大豆和四季豆等豆類、里芋、牛蒡、乾燥的白蘿蔔絲等根莖類、乾香菇、海藻等，其中的纖維含量相當豐富。而好菌的代表是比菲德氏菌，大豆、牛蒡、蘆筍、洋蔥、香蕉、牛奶含有豐富的寡糖，就是比菲德氏菌所需要的養分。

除了蔬菜以外，味噌、醬油、納豆、米糠醬菜、優格、起司、泡菜等，這一類的發酵食品含有的活菌和死菌，其生產物可以活化體內原有的好菌。

②作為抑制活性氧的食材

體內產生的活性氧是造成疾病最直接的因素。此外，過多的活性氧會減弱腸內細菌的活動力，使人體免疫力下降。顏色鮮豔和氣味強烈的植物皆含有豐富的抗氧化物質，可以擊敗活性氧，簡單說，這一類的植物有大蒜、生薑、南瓜、葱、紅蘿蔔、花椰菜、酪梨等。

③提供人體所需物質的食材

人體約有60兆個細胞，形成細胞的細胞膜和荷爾蒙的材質是油脂，人體可以從魚、肉、豆腐、雞蛋、牛奶等攝取到所需的油脂，此外這些食材也提供了構成人體的各種生理機能所需的氨基酸。雖然有些人上了年紀就開始避免吃肉，但是肉類的氨基酸組成最接近人體，因此為了保持腸內細菌的平衡，肉類的攝取是不可缺少的。

④幫助體溫上升的食材

細菌增殖有所謂的最佳溫度，體溫下降時，腸內細菌的繁殖速度會逐漸趨緩，結果導致免疫力下降，「百病起於寒」就是這個道理。相信大家都聽說過，體溫下降1度，免疫力就會減少30%。

為了預防體溫過低，人體必須攝取維他命和礦物質有利產生熱量，以及蛋白質和碳水化合物，作為熱量來源。建議多食用牛蒡和里芋等根莖類、大豆等豆類、洋蔥、生薑、辣椒等香氣強烈的植物，至於蛋白質的攝取，則建議食用竹莢魚、鯖魚、沙丁魚、鮮蝦、雞肉和羊肉等。

食用方式並不是選擇其中一個種類，集中大量攝取，而是在每天的日常飲食中變換不同食材，每一餐都吃到不一樣的食材。

經常在電視和雜誌看到「○○有益健康，建議最好每天吃！」的廣告或是報導，有時候是納豆，有時候是優格、葡萄柚、花椰菜…但是，請仔細想一想，腸道裡面有

5萬種種類以上，1000兆個以上的腸內細菌，單一食材絕對不可能滿足所有菌種的需要。

所有食物對人體而言都是「異物」，過度攝取對身體一定會產生不好的影響，舉一個非常極端的例子，假如每餐都只吃優格，真的有益健康嗎？腸內細菌的組成因人而異，每個人適合攝取的食材也不盡相同，因此「每天攝取不同種類的好食材」才是降低疾病風險的正確飲食方式。

第2章

提高免疫力並且預防癌症的飲食方法

藤田

蔬菜才是「預防百病的特效藥」

蔬菜是腸內細菌的養分來源，並且有效抑制活性氧

為了實現健康長壽，最重要的就是要提升免疫力，因此必須改善腸內環境，增加腸內細菌的活動力。第1章已經說明發揮免疫力的免疫細胞，其中有70％在腸道的黏膜中，而促使這些免疫細胞活化的是腸內細菌。一部份的腸內細菌將免疫增強因子帶進細胞壁裡面，進而刺激人體的免疫細胞。

接下來的問題就是，要如何增加腸內細菌的活動力？其實答案很簡單，「只要供給腸內細胞所需的養分，並且增加數量和種類就行了」。腸內細菌最喜歡的養分就是「食物纖維」。簡單來說，就是要「多吃蔬菜」。

根莖類等相關的蔬菜和豆類、菇類皆含有食物纖維，包括可以溶解在水中的水溶性食物纖維和無法溶解在水中的非水溶性食物纖維，其中的水溶性食物纖維是腸內細

菌的最愛，也是可以馬上吸收的養分。

另一方面，非水溶性食物纖維也有一部份可以成為養分，然而它最重要的功能是改善腸內環境，促進腸內細菌的繁殖。非水溶性食物纖維可以促進腸的蠕動，增加排便量，使腸道暢通。非水溶性食物纖維不足時，容易產生軟便，造成腐敗的壞菌佔優勢。壞菌對人體其實是有幫助的，但是過多的壞菌會抑制好菌的繁殖，進而阻礙免疫細胞的活化。

透過攝取富含食物纖維的蔬菜，可以明顯活化腸內好菌，進而刺激免疫細胞，提升人體對抗疾病的能力。

此外，蔬菜含有豐富的「植化素」，是一種有益人體的抗氧化物質。

目前估計植化素有上千上萬不同的種類，分佈在植物的色素和味道，以及辣味、苦味、澀味的成分裡。例如，番茄的紅色裡含有番茄紅素，紅蘿蔔的橘色裡含有胡蘿蔔素，藍莓的深藍色裡含有花青素，大蒜的香氣裡含有大蒜素等等。

這一類的抗氧化物質可以幫助人體對抗活氧素，也就是導致動脈硬化、糖尿病、失智症等許多疾病的元凶。

植化素可以清除導致疾病發生的有害物質，假使生病了，免疫細胞也會在初期階段控制住病情。蔬菜是自然藥方，對於疾病的威脅，兼具「進攻和防守」的功效，為了健康長壽，實在沒有道理不吃蔬菜。

近年來，美國提出科學報告證實，多吃蔬菜可以增強免疫力的科學報告。說到美國，大家很容易聯想到專吃垃圾食物，把炸薯條和米飯沙拉當成蔬菜的國家，不過這些都已經是過去式了。

美國進行「積極攝取富含食物纖維的蔬菜和水果可以抑制生活習慣病」的研究，根據研究結果，從1991年開始倡導「5 A DAY」的促進健康運動，內容就是「為了健康，1天要吃5盤以上的蔬菜（350g）和水果（200g）」，提倡這項運動的幾年當中，醫療統計數據的結果發現，美國癌症發生率的下降比率居然領先世界各國。

現今日本和美國的蔬菜攝取量呈現大逆轉的現象，美國人食用蔬菜的量比日本人多。反觀日本則令人感到相當憂心，每個人的蔬菜攝取量逐年減少，相對地，癌症的發生率顯著地增加當中，其中大腸癌正在迅速增加；甚至有資料指出，近50年來，因大腸癌死亡的日本人約增加10倍之多。

蔬菜是腸內細菌的重要養分來源，可以提升人體免疫力，抑制活氧素，保護人體遠離疾病，因此我們不得不正視天天攝取蔬菜的重要性。

既然是「預防百病的特效藥」，那就來個根莖類蔬菜吃到飽

家中備好「根莖類保存食」

藤田教授說「增加並且活化腸內細菌的腸壽食就是『蔬菜』！」那就利用紅蘿蔔、南瓜、芋頭等根莖類蔬菜來個「β-胡蘿蔔素」大餐。

事先將蔬菜汆燙或清蒸完畢保存，平時一回到家，簡單調味就很好吃，也可以拿來入菜，立刻變出奶油燉菜或日式燉菜。只要備好庫存，吃根莖菜其實一點都不麻煩。事不宜遲，立刻著手製作大量的「根莖類保存食」！

■根莖類保存食的作法

鍋裡裝水，將切好的根莖類裝滿蒸盤後放入鍋裡，蓋上鍋蓋，開火加熱。中火蒸

煮10～15分鐘之後熄火，將蒸盤整個取出，靜置放涼。冷卻之後放入密閉容器，再放進冰箱冷藏。食用時，取出必要的份量之後，立刻放回冷藏的話，可以保存4～5天，如果超過保存期限，可以拿來水煮、拌炒或燉煮。

也可以放入蓋過食材的熱水裡汆燙，取代清蒸。汆燙完畢，撈起放涼，同時讓水氣蒸發之後，可以延長保存期限。

這一類的清蒸蔬菜、汆燙蔬菜適合搭配鹽、味噌、美乃滋、醬油、沙拉醬等，簡單調味就很可口，比起重口味的菜餚，更能吃出食材的原味，而且爽口不膩，自然而然就會想要多吃。

利用鹽將小黃瓜、芹菜、高麗菜、洋蔥等新鮮蔬菜做成保存食

一般家庭式餐廳的菜單上一定有蔬菜沙拉。

不過就是把小黃瓜、芹菜、高麗菜、洋蔥之類可以生食的蔬菜切成薄片，裝盤上

桌，作法看似簡單，但準備動手料理時，卻發現比想像中的還要麻煩而開始猶豫不決。到頭來，即使特地買了蔬菜，終究還是吃不到蔬菜。想要大口吃沙拉，建議一次做好2天的份量。

■新鮮蔬菜沙拉保存食的作法

小黃瓜3～4根、芹菜2根、高麗菜二分之一個、洋蔥1顆，其他還有青椒、巴西里等等。先全部切成薄片，水洗之後再輕輕撒上鹽，放入密閉容器，因為蔬菜的份量不少，要選擇容量大的容器才行。每次用餐之前，將蔬菜沙拉從密閉容器取出，稍微再水洗一次，這個作法可以確保至少2～3天吃得到大量的蔬菜沙拉。

另外，將買回來的小黃瓜隨意切成2公分左右的大小，撒多一點鹽，一起裝入夾鏈袋裡面，醃黃瓜立刻完成，這個作法可以保存3～5天。

乾煎蔬菜正面15分，反面10分

櫛瓜、南瓜、茄子、蘆筍、紅蘿蔔、芋頭…這一類做成「乾煎蔬菜」也很好吃，可以一次大量製作起來保存。

製作這一類的乾煎蔬菜，必須留意3個重點：

①厚度切成5～8公厘左右

②平底鍋先倒油再乾煎

③平底鍋要蓋上鍋蓋，再用最小的火候乾煎單面乾煎15分之後，翻面再煎10分。

煎好立刻享用時，利用鹽、柚子醋、香辛料調味即可。撒上一些鹽或者淋上醋油、醋醬油等，浸泡醃漬起來可以保存更久。

豆類的創意下酒菜

豆類富含食物纖維，也是藤田教授大力推薦食材，因此接下來介紹豆類中的主角－大豆的食用方法。

■魔法美味豆的作法

大家都說，喝啤酒就是要配毛豆。下班回家路上，有人在便利商店買毛豆，回到家之後放到加鹽的滾水裡煮熟；也有人嫌麻煩，買現成煮好的。如果都嫌麻煩的話，也有人乾脆去居酒屋，可是一邊吃又一邊擔心工廠生產的冷凍毛豆含有食品添加物。既然這樣，介紹大家一個省事又安全的作法，只要早上出門前花點工夫，事先做好準備即可。

前一天晚上將「大豆」或「煮青豆（綠色大豆）」浸泡在水裡，這就是「利用睡覺時間做家事」的妙招。隔天早上出門前，將豆子和浸泡的水一起放入鍋裡，開火加熱至沸騰，立刻裝入保溫瓶即可。

晚上回家，打開保溫瓶，將豆子倒在濾網上，此時的大豆或是青豆不僅熟透，鹹度適中不須另外調味，而且不會太軟也不會太硬，可以拿來取代毛豆，豆香氣味也會比毛豆更加濃厚。

不一定要配啤酒，瀝乾之後，加點鹽、油、醬油、味噌調味後，就是一道可以長時間保存的豆類配菜。隨時來上一道，改善日常飲食，補充食物纖維。

■養生大豆起司的作法

將大豆浸泡在水裡一個晚上，隔天和水一起開火加熱25分，大豆變軟之後，放到濾網上瀝乾，再將煮熟的大豆放進「絞肉器」或者「研磨缽」，將一顆一顆的大豆攪拌或研磨成泥狀。

放入大蒜粉、鹽、胡椒、羅勒粉調味，增添香氣之後，再倒入幾滴植物油拌勻，裝入正方形的密閉容器，裝滿之後壓緊，讓成品看起來像是起司。

食用前，從密閉容器取出，用菜刀切開，加入切碎的葡萄乾和核桃，成了一道「植物性起司」，最適合拿來當作下酒菜。

藤田

聰明的蔬菜吃法可以有效提升免疫力

建議蔬菜要小火加熱烹調

食物纖維是腸內細菌的養分，可以提高免疫力，而植化素的抗氧化作用可以擊退體內的活氧素，因此蔬菜是維護健康的「腸壽食材」，必須要積極攝取。

我對於料理技巧所知有限，多虧魚柄精采介紹了「清蒸」、「生食」、「乾煎」3種蔬菜烹調方法，其中大部份的人會認為最養生的吃法應該是「生食」，也就是以蔬菜汁和新鮮蔬菜沙拉的方式攝取蔬菜。確實蔬菜汁和新鮮蔬菜沙拉的吃法可以攝取到許多食物纖維和維他命，但是其實生食也是一種浪費的吃法。

如果想要有效提升免疫力的話，食用蔬菜時，建議採用燉煮、乾煎、清蒸等方式「加熱烹調」。

因為植物細胞的最外側被一道堅固的牆壁包覆著，我們稱之為「細胞壁」，植化素等對人體有用的營養素貯存在細胞壁的內側，因此為了要有效吸收植化素，必須先破壞外側的細胞壁，然而光是用菜刀切碎，或利用攪拌器攪碎，根本無法破壞這道細胞壁。

不僅如此，人類和許多動物一樣，即使體內擁有消化酵素，但還是無法分解細胞壁的主要成分纖維素，需要一種稱為纖維素酶的酵素才能分解纖維素，但是話說回來，甚至牛和馬之類的草食性動物，以及啃食樹木的白蟻，體內都沒有這一類的酵素，是由在消化管裡面多餘的細菌和微生物，在動物體內進行纖維素的分解。

人體也是一樣，蔬菜裡含有的食物纖維一大半是纖維素，但是人體的胃液和胰液、腸液都完全無法消化，只能等待腸內細菌代謝進行分解。

所以在烹調階段，事先破壞蔬菜的細胞膜，有效攝取植化素。建議有效的方式就是「加熱」。細胞壁在經過加熱後，會變得脆弱而且容易破壞。例如蔬菜煮熟，破壞細胞壁之後，植化素會溶入湯汁裡面，由於大部份的植化素可以耐熱，因此經過加熱烹調，也不會遭到破壞。

但是如果是高溫加熱的話，會造成植化素和維他命的大量流失，因此建議汆燙、燉煮等低溫烹調方式，取代熱炒、油炸等高溫烹調方式。

實用的蔬菜料理方式在本章的後半段由魚柄來介紹，在此為各位介紹個人在家裡經常做的蔬菜料理之一，就是「火鍋」。

火鍋的好處很多。

①蔬菜煮熟之後體積變小，因此吃火鍋所攝取的蔬菜會遠遠超過吃沙拉時的份量

②由於植化素已經溶入湯汁裡面，因此可以直接把植化素喝下去

③可以同時攝取到魚肉等蛋白質

④火鍋會使人容易產生飽足感，自然減少碳水化合物的攝取

⑤有助於消化

⑥加入味噌或泡菜調味之後，可以同時攝取到發酵食品

⑦食材充分加熱消毒，不會發生食物中毒的危險

⑧準備、烹調、整理都很簡單

我個人甚至認為，火鍋簡直就是「萬能的腸壽食」。

傳統保溫烹調法，善用「無火料理爐」

建議保溫烹調

藤田教授說「蔬菜『加熱』過後，會比『生食』好」，卻又說「過度加熱會導致營養流失」，說法其實有點前後矛盾。

幸好有一個方法可以解決這個「矛盾」的難題，靈感來自於日本傳統的烹調方式，過去曾經被稱為「無火料理爐」的保溫烹調法。

這種保溫烹調方式最適合低溫烹煮或汆燙紅蘿蔔、芋頭、南瓜等，不容易煮熟的蔬菜。

■保溫烹調的器具

保溫烹調不需要另外添購特別的烹調器具，廚房現有的附蓋鍋子就能派得上用場，方法有兩種：

①大條毛巾對折之後，將鍋子包覆起來

②或是準備一個大小適合的保麗龍或紙箱，將鍋子和毛巾一起放入

重點是，鍋內要保持在一定的溫度，保溫烹調的方法其實就這麼簡單。其實不用特地買什麼「燜燒鍋」之類的。

■保溫烹調方法示範①

製作咖哩或奶油燉菜的蔬菜配料時，將食材切成1～2公分小塊，倒入清水蓋過食材，蓋上鍋蓋之後，開中火加熱↓沸騰之後轉小火加熱5分鐘↓將鍋子從爐火上移開，按照左頁的圖示保溫↓經過10～15分鐘之後，此時蔬菜已經完全熟透，最後只要調味即可。

【 保溫烹調的方法 】

利用各位家裡現有的鍋子，
就能著手完成簡易保溫烹調！

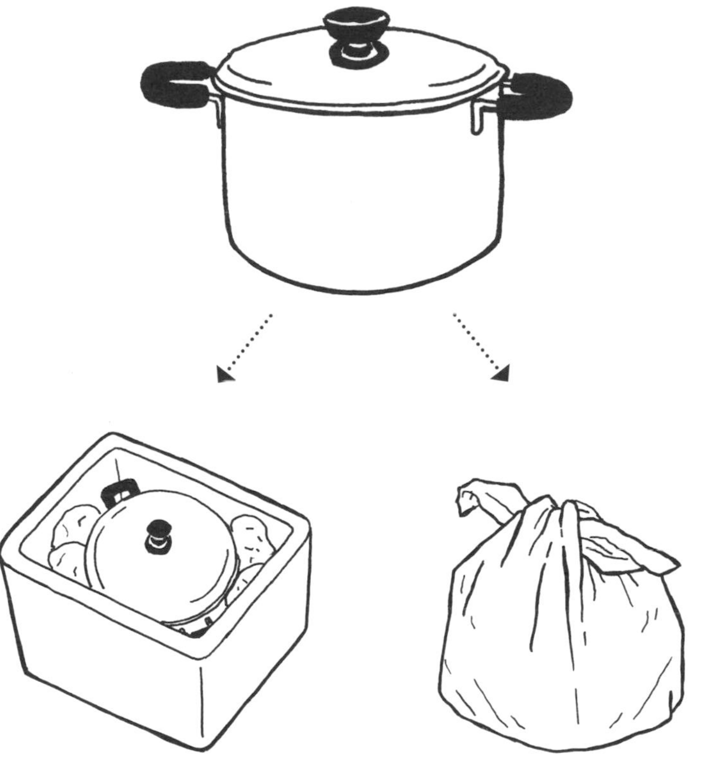

準備一個大小適合的保麗龍或紙箱，將鍋子和毛巾一起放入。

大條毛巾對折之後，將鍋子包覆起來。

※ 只要鍋子裡面有水，溫度絕對不會超過 100 度。

■保溫烹調方法示範②

地瓜和紅蘿蔔整顆直接水煮時，一樣將食材放入鍋內，倒入清水蓋過食材，開火加熱，待沸騰時轉小火繼續煮10分鐘，保溫25分鐘以上，就可以將食材燜熟。

如果你想要吃到香甜的地瓜，建議在蓋上鍋蓋保溫的狀態下，靜置12個小時，只要不掀開鍋蓋，保證不會有雜菌進入，靜置一整天的地瓜就不會腐壞，鍋子的內部就像保溫瓶的狀態一樣，經過5～6小時，溫度可以維持在60度左右，這段期間，地瓜的澱粉會自然分解成糖分，讓地瓜吃起來更加香甜。

■保溫烹調方法示範③

煮魚的時候，鍋裡放入水、醬油、味醂、昆布等，開中火加熱，待沸騰時，將魚放入↓轉小火加熱至沸騰時，將鍋子從爐火上移開後保溫。光是這幾個簡單的步驟，就可以讓魚肉吃起來既軟嫩又美味。

「無火料理爐」的保溫烹調方式適合利用外出或睡眠期間作為「保溫時間」。

煮非常費時的豆子、製作要花上12個小時時間的優格（參考76頁），如果出門前或就寢前做好準備工作的話，不在家（或睡覺）的時候就可以輕鬆完成，這就是有效「利用睡覺時間做家事」的妙招。

藤田

植物性食材保護人體遠離癌症

大蒜高居「特製食物金字塔」的頂端

癌症是可怕的疾病，不管再怎麼富有，接受最先進的醫療，只要癌症惡化到某個程度，完全根治的可能性幾乎是微乎其微。

目前在日本，兩個人當中就有一人罹癌，三個人當中就有一人的死因是癌症，因此討論健康長壽的同時，也必須要探討預防癌症的方法。

「癌症」就是「癌細胞」開始發生異常增殖，擴散到周圍組織，甚至轉移到其他內臟器官的惡性腫瘤。癌細胞的產生，是由於活性氧和致癌物質、放射線、病毒、老化等，引起正常細胞中遺傳因子發生損害所導致的結果。

各位或許不知道，其實人體中每一天會產生3000個到5000個不等的癌細胞。身體健康的話，免疫功能會自動修復或消滅癌細胞，加以控制。然而，因為不知名的原因產生大量癌細胞，或免疫力下降時，癌細胞就會躲過免疫細胞的監視，繼續惡化並且發展成癌症，危及性命。

避免罹患癌症的方法：

① 極力排除致癌的危險因子

② 提高免疫力，使免疫細胞可以即時擊退已經產生的癌細胞，防止擴散

除了這兩點以外，還是必須再次強調「飲食」的重要。

65頁的圖是1990年美國國家癌症研究所製作的「特製食物金字塔」，整理出可以有效預防癌症的植物性食材，依照防癌效果的高低，畫出金字塔圖形。

根據「特製食物金字塔」，美國開始提倡46頁介紹的「5 A DAY」運動，結果成功地提高國民對蔬菜水果的攝取量，並且減少癌症發生率。其中，大蒜被視為防癌效果最好的食材，高居「特製食物金字塔」頂端，讓大蒜產生獨特香味的成分是大蒜素，大蒜素富含植化素，也就是強力的抗氧化物質，能夠有效地排除可能致癌的活性氧，讓人體遠離癌症的威脅。

大蒜不僅如大家所知道的，可以恢復疲勞、滋補強身，還可以預防癌症，因此大蒜可以說是非常好的「腸壽食材」。雖然如此，由於大蒜刺激性強，每餐攝取的話，會造成腸胃不適，因此每天的日常飲食中，不能單獨偏重大蒜，必須要選擇不同的植物性食材，天天做不同的搭配，再次強調，不能只依賴單一食材，「少量多樣攝取」更為重要。

即使罹患癌症，與其急忙地請醫生開藥、動手術、接受放射線治療，倒不如在每天的飲食中攝取天然的「抗癌藥方」，將身體調整成不會致癌的體質。養成遠離癌症的飲食習慣，不僅可以減少醫藥費的開銷，而且也可以擁有連金錢都無法換取的「健康長壽」。

[保護人體遠離癌症的植物性食材]

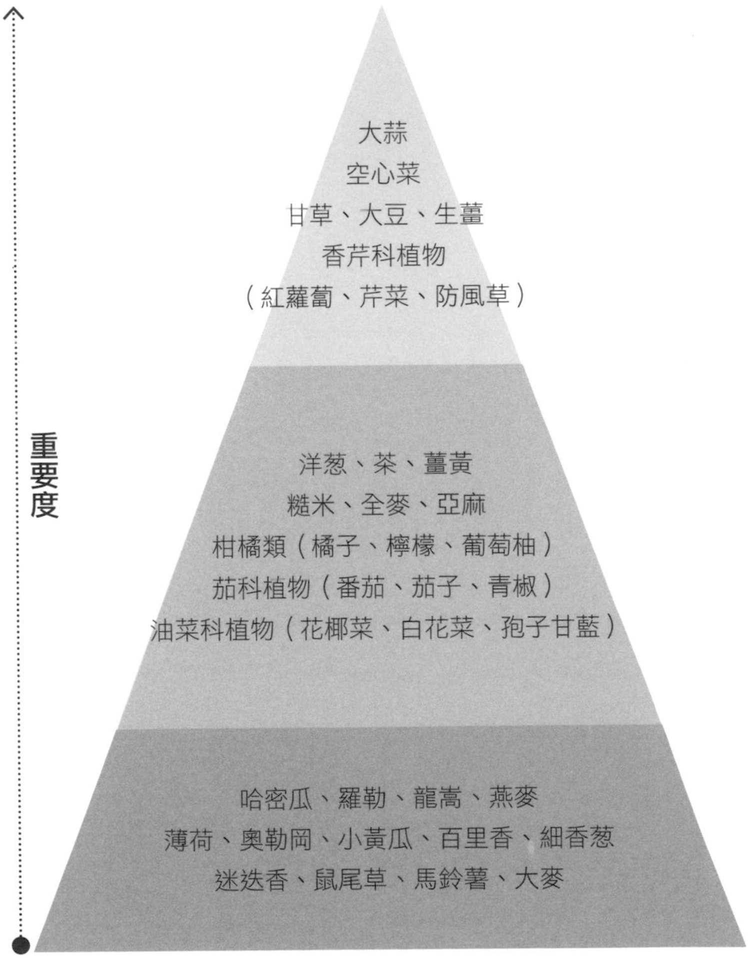

重要度

大蒜
空心菜
甘草、大豆、生薑
香芹科植物
（紅蘿蔔、芹菜、防風草）

洋蔥、茶、薑黃
糙米、全麥、亞麻
柑橘類（橘子、檸檬、葡萄柚）
茄科植物（番茄、茄子、青椒）
油菜科植物（花椰菜、白花菜、孢子甘藍）

哈密瓜、羅勒、龍蒿、燕麥
薄荷、奧勒岡、小黃瓜、百里香、細香蔥
迷迭香、鼠尾草、馬鈴薯、大麥

來源：美國・國家癌症研究所「特製飲食金字塔」

不要讓大蒜發霉！

一點小工夫，經過一段時間，自然化身美味熟成調味料

藤田教授說「大蒜可以保護人體遠離癌症」，那就去買一整袋大蒜回來就好了，不過有沒有聽說過，大蒜放久了會發霉。

將大蒜買來之後，如果連皮一起放著，就會發霉。但剝皮之後裝在網狀的袋子裡，可以保存2～3個月；如果一次買太多，建議將大蒜浸泡在醬油裡面，或做成油漬大蒜，作法非常簡單。

■醃漬大蒜的作法

乾淨的瓶子裡面裝進去皮的大蒜，裝到八分滿即可，再倒入醬油或食用油，蓋過食材，瓶蓋不要轉太緊，放置至少10天左右。不要轉緊的原因是，大蒜在一開始的10

天到15天之內會排出氣體，蓋子太緊的話，瓶子裡面因為大量的氣體而產生壓力，過了10天之後，再將瓶蓋轉緊保存即可。

大蒜殺菌力太強，所以即使在常溫下保存，也不會發霉。不過如果浸泡在醬油裡，或做成油漬大蒜的話，可以保存半年，根據不同環境條件，保存期限甚至可以長達一年以上。而且經過一段時間，大蒜的味道滲透到調味液裡面，加速熟成，進而產生氣味濃烈、滋味甘醇的調味料。

將醃漬過的大蒜切碎之後，最適合拿來調配義大利麵的醬汁，或搭配炙燒鰹魚，和肉類也十分對味，也可以拿來熱炒、燉煮或是咖哩的佐料。

藤田教授介紹的「腸壽食材」當中的大蒜，若要大量使用在料理時，可以先「醃漬」備用。

萬能的酪梨抹醬

另外再介紹一道熟成調味料的作法。

大家都說酪梨「吃起來像鮪魚肚」，然而切好的酪梨放一陣子，表面很快就會變黑，將酪梨分成好幾次食用的保存方法就是做成醬。

■酪梨抹醬的作法

酪梨對半切開，將籽取出，利用湯匙挖出果肉，放在砧板上，加入3公克的鹽、蒜泥（比例是1顆酪梨配上1顆大蒜），全部食材用菜刀剁成泥狀，放入大小差不多的瓶子裡，倒入品質好的芥花籽油或橄欖油，倒滿至瓶口，就大功告成。

將酪梨和鹽、植物油拌在一起成泥狀，使得酪梨表面被油包覆，不易氧化。使用前，利用乾淨的湯匙，取出需要的份量，立刻蓋上瓶蓋，放回冰箱冷藏，可以保存1～2週。

這款抹醬可以搭配肉、吐司、新鮮蔬菜沙拉、乾煎蔬菜、納豆等等，即使表面稍微變黑，還是可以安心食用。

藤田

發酵食品可以活化腸內細菌

想要提升免疫力，每餐至少要有一道發酵食品

2015年，日本人男女的平均壽命是84歲，是世界上最長壽的民族，我認為這完全得歸功於日本傳統飲食，因為日本傳統飲食可以有效增加腸內細菌，進而提升免疫力。

和食的菜單品項確實都是腸內細菌非常喜愛的食材，例如「食物纖維量含量非常多的芋頭、豆類、根莖類」、「富含動物性蛋白質且脂肪較少的魚類」…還有「發酵食品」，全都是強化腸內細菌的基本要素。

發酵食品是既美味又容易保存，而且營養價值高的食品，製作過程利用黴菌、酵母、細菌等各式各樣的微生物，分解蛋白質和碳水化合物之後，做成發酵食品。

發酵食品中產生大量的「好菌」和「伺機性細菌」。例如，味噌和醬油裡面有麴菌、

乳酸菌、酵母菌，納豆裡面有納豆菌，米醋裡面有麴菌、酵母菌、醋酸菌，味醂和酒、酒糟裡面有麴菌、酵母菌，柴魚裡有麴菌，鹽辛裡面有酵母菌，米糠醬菜、泡菜和起司裡面有乳酸菌，還有優格裡面有比菲德氏菌等。

發酵食品所含有的這些菌，無法存留在人體的腸內，因為腸子裡面已經有5萬種以上的腸內細菌在爭地盤，而且爭得你死我活，使得外來菌根本沒有空間生存；大部份的情況是，早就住在腸內的細菌往往會把外來菌驅逐出境。

但是這並不表示攝取發酵食品沒有意義，發酵食品裡面的菌，即使死了，停留在腸內期間的殘骸仍可以活化免疫細胞。此外，發酵食品裡面的活菌和死菌，可以刺激早就存留在腸內的好菌和伺機性細菌，促進繁殖生長。發酵食品含有生物代謝所產生的抗氧化物質，有助於減弱造成許多疾病的活性氧。

人體攝取的菌，如果數量和種類越多的話，就越能夠強化腸內細菌。本書一直重覆提到腸內細菌可以活化免疫細胞，也就是說，天天輪流攝取各式各樣的發酵食品，活化不同種類的腸內細菌，自然就能提升人體的免疫力。

因此，如果想要提升免疫力，和食可搭配納豆、米糠醃漬醬菜，洋食可以搭配優格和起司，每餐多一道發酵食品。而且要記住一個原則，「多樣少量攝取」的效果，絕對比持續單吃同一種發酵食品的效果好。

腸內細菌的組成因人而異，在一個人的腸道裡發現的細菌，未必在另一個人的腸子裡找得到，換句話說，哪一類的發酵食品有益自己的腸道，哪一種菌適合自己，只有自己的「腸」最知道。

比菲德氏等乳酸菌發酵而成的優格，現今成了發酵食品的代名詞，是「對腸胃有益」的乳製品。好菌集合在一起，自然對腸道有益無害。這一類優格的種類在市面上高達７０００種，比菲德氏菌的種類也差不多是這個數字，相信很多人都不知道該吃哪一種。但選擇優格時還必須考慮到一個事實，那就是每個人的體質不同，適合的乳酸菌也不一樣。不要因為「廣告經常看到…」而購買，必須積極地去比較不同品牌，找出覺得「吃了之後感覺狀況不錯」的優格。

千萬不要聽信商品的宣傳文案和媒體的評價，善用自己的頭腦和腸道去思考，重要的是，多多攝取腸內細菌所喜愛的發酵食品。

以發酵食品來說，除了優格以外，不得不提到「味噌」。

即使生活在飲食受到歐美文化影響的現代，味噌一直是日常生活中隨手可得的發酵食品。例如，以味噌入湯，裡面含有許多麴菌、酵母菌和乳酸菌，湯汁的配料有根莖類和海帶芽等海藻，皆富含食物纖維，都是腸內細菌最愛的養分。此外，味噌裡面含有蛋白黑素，是非常強力的抗氧化物質。味噌湯不僅作法簡單，從古至今日本男女老少幾乎天天喝，從這一點就可以證明「味噌非常適合腸內細菌」。

因此我認為味噌是C/P值非常高的「腸壽食」。

建議發酵食品搭配蔬菜一起食用

味噌搭配清蒸（水煮）蔬菜保證美味

聽說戰國時代的武將曾經一邊舔味噌，一邊喝酒；後來日本人將味噌當作配菜和飯一起吃，其中的代表是金山寺味噌。既然藤田教授說「味噌是發酵食品，對腸道有益」，我就來介紹一些料理方式和吃法。

味噌不只能做味噌湯而已，味噌可是萬能抹醬。不管是清蒸，還是水煮蔬菜，只要塗抹上味噌，立刻美味升級。接下來介紹6種味噌抹醬的作法：

①芝麻味噌：和研磨芝麻以1比1的比例拌勻即可。

②花生（或核桃）味噌：將搗碎的花生或核桃以1比1的比例拌勻即可。

③大蒜味噌：蒜泥和味噌以1比1的比例拌勻，加入比例1的酒或味醂，慢火加熱，留意底部不要燒焦，一邊攪拌一邊加熱至沸騰。

④辣味噌：辣椒粉和味噌以1比5的比例拌勻即可。

⑤味噌肉燥：絞肉和味噌的比例是1比2，用麻油拌炒絞肉，炒熟時，加入味噌和切碎的黑棗，倒入一些酒稍微稀釋拌勻（黑棗可以增加甜味，而且黑棗的鈣質有助於排出鹽分）。

⑥蔥味噌：蔥切碎之用，用麻油拌炒，拌入味噌和味醂。放多一點味噌可以延長保存期限；若想盡早食用完畢，味噌用量可以少一點。

食物纖維豐富的蔬菜，加上味噌抹醬是發酵食品的代表，對於腸內細菌而言，簡直就是滿漢全席。值得一提的是味噌湯煮好之後，不耐熱的麴菌會全部死光，而抹醬的吃法讓味噌裡面的麴菌、酵母菌、乳酸菌可以完整存活下來，也就是可以將它們「活生生」吃進肚中，直達腸道。

用牛乳自製優格

藤田教授提到「優格讓腸胃開心」，可是教授有所不知的是「優格也可以讓錢包開心」。

每天少量攝取各式各樣的發酵食品固然有益健康，但是每天食用市售優格，對於家計而言，肯定是一筆不小的負擔。

告訴各位一個秘訣，可以利用市售品在家自製培養出更多的優格。

■自製優格的作法

使用材料是市售優格（無糖口味）和牛奶或脫脂奶粉，準備1公升的牛奶或將脫脂奶粉利用60度的溫水溶解均勻，降溫至40度時，倒入保溫瓶，再加入1大匙的市售優格，然後攪拌均勻。為了維持保溫瓶裡面的溫度，利用毛巾或布料將外側包覆，這就是保溫烹調方式。蓋上蓋子，靜置8～12小時之後，保溫瓶裡面的材料自然形成優格；步驟很簡單，出門或睡覺前，只要花一點小工夫，「其餘交給時間處理」。

務必將溫度調整至40度之後，再放入市售優格，因為溫度太高會殺死乳酸菌，但是太低則無法增加菌的數量。

使用脫脂奶粉製作的話，就能輕鬆完成脫脂優格。

藤田

糞便是身心健康的重要指標

天天在家免費健康檢查

相信大家到了某個年紀，會定期到醫院做健康檢查，不過要瞭解自己的身心狀態，還有一個更迅速的方法，那就是「上完廁所觀察糞便」，如果沒有仔細看就立刻沖掉的話，未免太可惜了，因為糞便是「腸道發出的信息」。僅僅只是觀察糞便的顏色、形狀、量、味道並不會增加身體負擔，也不用另外花時間，而且是免費的。

觀察糞便可以清楚掌握腸和腸內細菌的狀況。糞便的80％是水分，10％是腸內細菌和細菌的殘骸，5％是腸黏膜的殘骸，而食物的殘渣只佔不超過5％的比例。形成糞便固體的物質大部份是腸內細菌和腸黏膜。

小腸黏膜細胞的壽命只有1天，努力完成使命之後當天就死亡剝落，而腸內細菌的壽命最多也只有幾天而已，但是就在這短暫期間，腸黏膜和腸內細菌幫助人體提升免疫力，合成多巴胺、血清素的幸福物質，以及維他命等。排便量多是許多的腸黏膜和腸內細菌為人體盡心盡力工作的結果，沖走之前務必仔細看一眼，表達慰勞和感謝之意。

相反的，排便量少表示小腸的代謝不良，腸內細菌少，表示身體正在發出腸道和腸內細菌的各種功能正在逐漸衰退的警訊。

只要飲食正常，腸內環境良好，腸內細菌運作正常的話，自然會產生「理想糞便」。接下來說明如何簡單分辨「理想糞便」和「不理想糞便」。

糞便會根據飲食內容而產生變化，但是就整體而言，不需要費力就能排出的糞便就是「理想糞便」，而排便過程不舒服、有腹瀉狀況、產生疼痛感覺，辛苦費力才排出的糞便就是「不理想糞便」。

排出「理想糞便」表示腸內細菌正在努力保護人體，相反的，排出「不理想糞便」表示腸和腸內細菌正在受苦；因此首要工作就是建立良好的飲食生活，將腸道改善成良好的棲息環境，促使腸內細菌活化，進一步發揮保護人體身心健康的功能。

[糞便檢查項目]

	理想的糞便	不理想的糞便
顏色	金黃色是理想的顏色，越接近金黃色，表示好菌的殘骸越多。	黑色、紅色、白色、綠色表示內臟功能可能已經有狀況。
形狀・量	含有大量空氣，呈現乾乾的狀態。大約是香蕉般的粗細和量。	黏糊糊的泥狀、水狀，或者是又乾又硬、顆粒狀，表示腸道蠕動不佳。
氣味	不太有味道。	臭味越是刺鼻，表示壞菌佔優勢，腸內物質開始腐敗。
頻率	1天1～3次	經常排便，或者形成宿便，隔了幾天，甚至幾個星期沒有排便。

以前日本人平均每一天排出糞便的量多達400克左右，如果換算成剝皮的香蕉，相當於4根的量。戰爭期間，日本軍隊的士兵食用大量富含食物纖維的芋頭，因此排便量更多。甚至聽說，第二次世界大戰期間，美軍在瓜達康納爾島偵察日本軍隊曾經駐紮過的營地時，發現日本士兵排便量多到驚人，因而誤判兵力。

但是，現代人平均糞便量約200克左右，年輕族群更少，只有150克。日本人明明過著比戰爭以前更「富裕」的生活，但是代表身心健康指標的糞便量卻正在急速減少。

歸納出來的結果就是，日本人的飲食習慣中，開始減少攝取食物纖維和發酵食品等腸內細菌喜愛的養分，取而代之的卻是食用越來越多摻雜添加物的加工食品，遺憾的是，加工食品不僅無法促進腸內細菌的活化，反而加速腸內細菌的減少。

腸內細菌一旦減少，人體的免疫力立刻下降，動不動就會生病。之前也提過，多巴胺和血清素是幫助人類的腦感受到幸福的必要物質，而腸內細胞可以製造出這些物質所需的材料，但是材料減少的結果，就是伴隨著罹患「憂鬱症」和「焦慮症」的精神病患增加，現代日本社會的自殺人數也年年攀升。

比較過去和現代之後，不得不重新思考，什麼才是真正的「富裕」。

讓腸子開心的「暢快點心」

利用里芋和米製作點心

「軍隊的士兵當時吃了許多米和芋頭，因此排便量也非常可觀」，我和藤田教授都建議將芋頭列為「腸壽食」，其中不得不介紹最具代表性的大和芋（山藥）和里芋。

大和芋是在山區採收的芋頭，而里芋如同字面上的意思，日文的里＝平原，也就是在平原採收的芋頭，因此里芋不適合在寒冷的地區栽種，根據戰爭以前的資料，山形縣或岩手縣南部一帶已經是最北邊的栽種地區。

利用里芋和米做成牡丹餅，不僅簡單美味，而且幫助排便。

■里芋牡丹餅的作法

煮飯前，米洗好之後倒入適量的水，將已經剝皮的里芋放幾個在上面，如此一來，米煮熟的同時，也順便將里芋蒸熟。再將里芋和等量或至2倍份量的米飯放入攪拌盆裡，加少許鹽調味，利用飯勺或研磨棒搗碎，不須完全搗碎，保留米粒的形狀即可。

里芋的黏性和搗碎的米飯混合在一起，變得像丸子或麻糬黏呼呼時，手沾點水之後，捏成「牡丹餅」圓圓的形狀，裹上黃豆粉，做成「黃豆牡丹餅」。或者表面塗上紅豆泥或有顆粒的紅豆餡，做成「紅豆牡丹餅」。

製作出來的牡丹餅和原本利用糯米製作的牡丹餅，不僅吃起來別有一番風味，而且可以改善腸內環境，是一道製作方法簡單且養生的點心。

第3章

多攝取肉類和魚類可以喚醒細胞

藤田

食用肉類可以製造出有活力的細胞

年紀大更要吃肉

不少人會因為年紀增長，害怕心肌梗塞和腦中風等疾病，以健康為理由而減少肉類的攝取，這觀念其實是錯誤的，愈是上了年紀的人，愈要刻意在平常飲食中攝取肉類，不吃肉反而無法保持健康長壽。

為什麼愈是上了年紀，愈要刻意攝取肉類呢？

第一個理由是，肉類含有豐富的飽和脂肪酸、膽固醇和蛋白質等，都是人體保持正常運作時所需要的物質。

膽固醇是油脂的一種，人體全身上下約60兆個細胞，每一個都需要細胞膜包覆外層，形成細胞膜的材料就是膽固醇；同時膽固醇也是性激素等多數荷爾蒙的材料。此外，腦的60％是油脂所組成的，而蛋白質是肌肉的材料。如果減少肉類攝取，材料產生供應不足的話，將無法保持人體組織的正常運作。

第二個理由是，上了年紀的人比年輕時期更需要攝取肉類所提供的膽固醇。

年輕時，人體內部可以合成足夠的荷爾蒙，然而過了50歲左右，隨著年齡增長，體內合成荷爾蒙的量逐漸變少。

例如。男性40歲左右開始，男性荷爾蒙的睪酮素合成量會減少，女性在50歲左右停經之後，女性荷爾蒙的雌激素的合成量遞減，睪酮素和雌激素都是強化男女性徵不可或缺的性激素，缺少它們就無法保持身心健康。從中年開始，隨著這一類的荷爾蒙逐漸減少，慢慢開始出現焦燥、憂鬱、倦怠、心跳加速、頭暈目眩、失眠等生理和心理的不適症狀，也就是所謂的「更年期障礙」。來自生理和心理不適症狀的壓力會造成免疫力下降，減低對於疾病的抵抗力，因此大大提高50歲左右罹患重大疾病的風險。

到了50歲左右，體內合成荷爾蒙的能力下降時，必須攝取比過去更多的膽固醇，作為合成荷爾蒙的材料。因此，上了年紀的人才更應該要刻意攝取肉類。

即使如此，有些人過份強調「吃肉＝有害健康」，於是認為「魚肉和大豆同樣含有豐富的油脂和蛋白質，可以取代肉類」。遺憾的是，魚肉和大豆提供的油脂、膽固醇和蛋白質，遠遠低於人體的需求量。

素食主義者當中找不到健康長壽活到一百歲的人，可見少吃肉對身體並沒有好處。不吃肉的話，體內的膽固醇會產生不足的現象，身心各方面失去平衡，免疫力下降導致疾病的發生。例如，因著「iPhone」和「iMac」的流行而聲名大噪的蘋果公司創辦人史帝夫賈伯斯，大家都知道他是一位素食主義者，罹患胰臟癌導致呼吸停止，56歲就英年早逝。

另一方面，許多100歲以上身體健康的人照常吃肉。例如，2015年10月高齡104歲的現役醫師，聖路加醫院的日野原重明榮譽院長就是其中一人。因為工作的關係，我經常和日野原醫生一起用餐，曾經見過他一下子就把一客份量不小的牛排吃光，當下的我看得瞠目結舌，日野原醫生卻輕鬆地說「我每星期都要吃上兩次菲力牛排」。我認為，日野原醫生之所以能夠健步如飛地走樓梯上樓，在樓層之間上下移動，要歸功於平常攝取足夠的肉類食物。日野原醫生在１００歲時購買了一本10年記事本，而且聽說他很快就把記事本寫得密密麻麻，已經把工作行程排到10年後。他透過記事本向大家宣告，「自己至少要充滿活力地努力工作到１１０歲！」

我比日野原醫生年輕許多，同樣一星期吃兩次牛排，即使過了74歲，仍舊充滿活力地持續研究寄生蟲和腸內細菌，同時從事寫作、接受報章雜誌的採訪，還到日本各地演講，遠赴國外展開田野調查等，這一切使我深刻感受到自身的活力是來自攝取足夠的肉類食物。

每天攝取少量的肉類勝過一次大口吃肉

一次吃幾百克的牛排似乎有點過量

「肉類食物是細胞的材料，因此每星期至少要吃兩次牛排」，雖然藤田教授這麼說：那是因為藤田教授和日野原先生是大胃王，進到牛排餐館，不論是150克或200克，甚至300克的牛排都有辦法一下子吃光光。

但是一般人上了年紀，普遍食量變小，無法一下子攝取大量的肉類。因此我選擇採用教授一開始建議的「少量多樣」方式攝取肉類，捨棄牛排，介紹每天可以攝取到30克或50克左右的少量「保存肉類」作法。

■ 蔬菜蒸肉的作法

100克的薄切肉片，撒上5克的鹽，放入密閉容器，肉不僅熟成之後變得更美味，還能延長保存期限。如果再加入20cc的酒或味醂，味道更好。

高麗菜、白菜、菠菜等「葉菜類」切成大塊，裝入有深度的盤子裡，上面鋪上用鹽搓揉過的薄切肉片，放進蒸籠加熱10分鐘左右，烹調完成的蒸肉不僅軟嫩，同時還可以吃到吸附飽滿肉汁的蔬菜。

■柚子醋醃漬肉類的作法

接下來要介紹隨時可食用的「肉類常備菜」作法。

首先，將柚子醋倒入密閉容器裡面，或是利用醬油，再擠點柑橘醋或柚子取代柚子醋。

將太白粉撒在切成薄片的豬肉、牛肉或雞肉，放入熱水裡，用筷子來回攪拌，汆燙10秒左右撈起，放進事先準備好的密閉容器，剛汆燙好的肉會趁熱吸附柚子醋，待冷卻之後，放進冰箱冷藏，每次用餐時再取出需要的份量即可。有了這道常備菜，就可以隨時享用。冰涼軟嫩，帶有柚子醋風味，口味清爽。

■冷盤肉片的作法

接下來介紹肉類常備菜的第2種作法。市售的火腿和香腸含有增黏劑、發色劑、防腐劑等多種人工化學元素，但是我認為「自製冷盤肉片」更好。

整塊豬肉或雞腿肉、雞胸肉塗滿鹽，放進冷箱冷藏，3～4天水分蒸發之後，可以促使肉類熟成。將熟成的肉類放進蒸籠加熱15分鐘，或放進熱水裡水煮5分鐘，再利用「無火料理爐」保溫烹調20分鐘，放在濾網上冷卻同時瀝乾，做成長時間保存的自製「火腿肉」。

將肉塊用保鮮膜包覆，食用時切下需要的份量即可，如此一來，即使在家，也能夠隨時品嚐冷盤肉片。

在80度以下加熱的肉類不會變硬

藤田教授說「就是因為上了年紀，更應該要多吃點肉」。

某次，與藤田教授一同上台演講時，一位高齡八十幾歲的聽眾抱怨說「教授們說得很有道理。但是肉『太硬』，牙齒不好，實在是咬不動。」

生肉＝動物性蛋白質，安全又美味的烹調溫度大約是75～85度左右，溫度太低無法殺死有害人體的雜菌，烹調溫度太高時，會使肉裡的蛋白質凝固，導致肉類變硬。

這個觀念很重要，一定要記住。請試著回想平常燉煮料理時的情景。

鍋裡放入肉類和蔬菜，開火加熱，煮到整鍋表面出現許多泡泡，表示沸騰，這時候鍋子的溫度約100度，肉當然會變硬。

請回想，吃涮涮鍋的時候，肉類吃起來都非常軟嫩，不論是豬肉還是牛肉，幾乎是入口即化，那是因為稍微汆燙一下就撈起，加熱時間極短的緣故。

涮涮鍋的湯在沸騰前約90～95度左右，利用筷子夾著薄薄的肉片，放入熱湯裡來回涮2～3下，沾醬後立刻送進嘴裡，肉本身的溫度只有80度左右，在蛋白質沒有變硬的情況下，自然吃得到入口即化的軟嫩口感。

只要習慣不要煮到沸騰的適溫烹調方式，就能吃得到軟嫩的肉。

藤田

「植化素」可以加強食用肉類的效果

吃肉時要搭配大量不同顏色的蔬菜

或許有人對「吃肉有益健康」的觀點心中存疑，因此必須澄清一般人的誤解，那就是「吃肉會導致血液裡的膽固醇和中性脂肪增加，引起動脈硬化。」

動脈硬化確實是形成心肌梗塞和腦中風等可怕疾病的原因，動脈血管壁上附著膽固醇和中性脂肪，血管就會漸漸失去彈性，管腔變得狹窄，最後導致阻塞，引起嚴重疾病。

膽固醇是以脂蛋白的形式在體內流通，種類分成高密度脂蛋白和低密度脂蛋白兩種。高密度脂蛋白負責將血液中多餘的膽固醇運送到肝臟，而低密度脂蛋白負責將膽固醇運送到各個細胞裡面。相信大家都聽說過，前者稱為「好膽固醇」，後者稱為「壞膽固醇」。

其中低密度脂蛋白被稱為「壞膽固醇」，容易被誤會是對身體有害，但其實壞膽固醇和中性脂肪本身並不是直接造成動脈硬化的原因，兩者都是維持人體生命的重要物質。

動脈硬化真正的起因是，壞膽固醇和體內的活氧素結合在一起，變成過氧化脂肪酸，才會導致動脈硬化，損害DNA，造成癌症。

換個方向思考，是活氧素將低密度脂蛋白轉換成「真正的壞膽固醇」，也就是「酸化低密度脂蛋白」，因此如果體內活氧素減少的話，血液中的膽固醇和中性脂肪值再高也不會危害人體健康。

現在最新的研究顯示，血液中的膽固醇和中性脂肪值高於一般標準的人活得比較久，因此日本油脂營養學會在2010年發表「長壽膽固醇指南」的結論是，「40～50歲以上，或者更高年齡層人士，TC值（總膽固醇值）越高，死亡率和總死亡率越低」，而日本動脈硬化學會也不將總膽固醇值納入診斷標準。真正有害人體健康的不是膽固醇和中性脂肪，而是活氧素。

好消息是，活氧素可以透過改變「飲食方式」得到控制，只要食用「抗氧化力強的食材」，就可以消滅體內的活氧素。

所謂「抗氧化力強的食材」就是「植物性的食材」，植物在進行光合作用時，會吸收二氧化碳，排出氧氣，而氧氣由於反應性高，對於植物而言，是危險物質，因此為了自我保護而逐漸進化至今，植物體內貯存著大量天然抗氧化物質。

例如，紅酒裡含有眾所皆知的多酚成分，也是一種具有抗氧化作用的植化素。比起其他歐美各國，法國人吃肉吃得更多，抽煙抽得更兇，但是罹患心臟病的人口偏少，一般稱之為「法蘭西悖論」，原因是法國人喜愛飲用含有多酚的紅酒。多酚的抗氧化功能使得活性氧失去作用，因此不會使得膽固醇和中性脂肪變成對人體有害的物質。

也就是說，食用肉類時，為了要消滅對人體有害的活性氧，只要搭配抗氧化力強的蔬菜一起進食即可。具體的作法就是，搭配大量色彩豐富的蔬菜沙拉，使用加入許多大蒜和蔥的醬汁。如此一來，攝取的植化素就可以消滅體內的活性氧，從肉類獲得的膽固醇和中性脂肪就不會對人體有害。不僅如此，蔬菜裡的食物纖維和寡糖更是腸道好菌的養分，因此有助於維持良好的腸內環境。

話雖如此，在此還是要提醒大家，小心過度攝取，均衡最重要。餐餐吃肉會導致熱量過多，更重要的是，肉類無法被腸內好菌吸收，反而被壞菌吸收，光吃肉會促使腸內壞菌增加，加速腐敗，使得腸內環境變差。人體需要攝取足夠的肉類，但是過度攝取對於腸內環境而言是不好的，而不好的腸內環境會使人體的免疫力下降。

為了保持健康長壽，正確的肉類吃法是，「一星期吃兩次肉，而且吃的時候，要搭配大量各種顏色的蔬菜。」

「一食二鳥」？鹽漬蒸豬肉和水煮大豆同時進行

「料理怪咖」的豬肉燉豆

藤田教授提到「吃肉時要搭配大量蔬菜，食物纖維有助腸內環境的改善」。那麼，加入大量豆子的「豬肉燉豆」可以百分之百符合這樣的需求。就由我來介紹豬肉＋大豆的料理作法。

■ 豬肉燉豆的作法

將大豆浸泡在水裡一整晚，同時將一整塊豬肉抹上鹽，靜置一個晚上。隔天將大豆放入鍋內，注入清水蓋過食材，上面再放上「萬用蒸盤」，蒸盤裡放入整塊豬肉。

蓋上鍋蓋，開中火加熱，沸騰後繼續煮20分鐘左右，這時大豆煮熟變軟，整塊豬肉也全熟了。一次加熱就完成水煮大豆和蒸豬肉。煮熟的大豆不只是水煮大豆而已，而是吸收了豬肉精華的「豬肉鹽味豆」，而豬肉經過冷藏，可以取代火腿使用。

藤田

油脂是影響細胞的健康關鍵

油脂是人體不可或缺的物質

說明完膽固醇和中性脂肪之後，接下來我想和各位談一談「油脂」。

油脂是無緣無故遭受到最多誤解的食材，往往給人的都是「熱量太高造成肥胖」、「導致血液混濁」、「引起動脈硬化」等負面的印象。近來流行的減肥法都是在日常飲食中，想盡辦法「去油」，也就是避免油脂的攝取，但是這種作法其實大錯特錯。油脂和蛋白質、碳水化合物一樣，都是人體健康不可或缺的「腸壽食材」，扮演著維持人類健康生活的重要角色。

經由飲食吸收到體內的油脂一旦分解之後，就會合成「膽固醇」、「中性脂肪」、「磷脂」、「游離脂肪酸」，藉由血液運送到全身上下，負責維持人體生命活動的各項機能，以下介紹其中一部份的重要機能。

①製作細胞膜

構成人體的細胞約有60兆個，而形成細胞膜的主要物質是磷質和膽固醇，細胞膜扮演的角色是，阻隔外部的環境，保護細胞內部。並且還有許多重要的機能，例如「透過化學傳達物質，交換細胞之間的資訊」、「選擇接受必要物質，將不必要的物質排除在細胞外」、「發揮屏障的功能，阻止病原體入侵細胞內部」等。

細胞是生物構造和機能的基本單位，而細胞膜強壯與否是健康長壽的重要關鍵。

②荷爾蒙的材料來源

荷爾蒙負責調整人體各種機能維持健康，而膽固醇是形成荷爾蒙材料的一部份，一旦荷爾蒙停止分泌，人體立刻出現各種身體不適的現象。

③能量的來源

油脂是非常優質的能量來源，相對於碳水化合物和蛋白質1公克產生4大卡的熱量，1公克的油脂可以產生9大卡的熱量，是兩倍以上的熱量。油脂以中性脂肪的形式貯存在肝臟和脂肪細胞裡面，作為隔熱材料，幫助人體維持正常體溫。作為能量使用時，會分解成游離脂肪酸。

④維持腦和神經的運作

除了水分以外，腦的60%是由油脂組成，因此油脂攝取不足時，腦會失去平衡無法正常運作，造成身體機能下降。最新研究顯示，阿茲海默症類型的失智症等屬於腦部疾病，部份起因是由於日常攝取的油脂偏重於單一種類，不夠均衡。

⑤滋潤肌膚和毛髮

油脂是保持水分平衡的關鍵，毛孔分泌的油脂和汗水可以維持肌膚和頭皮的滋潤，保護人體遠離傷口和病原體的傷害，因此皮脂和水份失去平衡的時候，會造成肌膚和毛髮產生各種問題。

看到這裡，想必大家多少對油脂有了和過去不同的認識，其實油脂在人體還有許多其他各式各樣的功能。

過度攝取油脂，確實會產生「熱量過剩的問題」，但是也不能因為害怕熱量，就完全不攝取油脂，所有食材都要均衡攝取，人體也需要適量的油。千萬不要有先入為主的觀念，認為油脂「有害健康」，拒絕油脂的攝取，只會造成身體各項機能下降。

利用健康又環保的方法攝取油脂

建議「先油炸再熱炒」

不使用油的不沾鍋賣得很好，因為許多人都認為「盡量不攝取油脂的飲食方式有益健康」，於是特地買了不需要用油的平底鍋，但是食用加工食品和外食的機會增加時，難免還是會在不知不覺當中吃進許多油脂。

尤其近年來，用來製作的點心等食品的奶油和乳瑪琳等，開始被起酥油取代，起酥油是去除乳瑪琳的水分後製作的油脂，相信大家都曾經在食品標示看過它。

起酥油含有「反式脂肪」，藤田教授對此提出嚴重警告，因為反式脂肪是一種被認為可能引起心臟疾病和過敏原因的物質，在大部份的歐美地區已經不再使用。然而目前國內並沒有法令規範，因此還是有可能使用於加工食品。

此外，為了改善加工食品的口感，讓味道吃起來更香濃順口，業者也經常使用沙拉油和豬油等油脂。鮪魚泥裡面加入植物油和豬油等拌勻之後，大家一樣吃得很開心，以為吃到魚肉本身油脂豐富的蔥花鮪魚。

若希望吃到有益身體的油脂，還是自己在家裡使用安全的油品親手烹調比較實在。正確的料理作法可以幫助人體攝取到適量的油脂，建議的方法是，「先油炸一次，接下來分次熱炒，直到使用完畢為止。」

將製作天婦羅、日式炸雞塊、炸物等油炸過食物的油倒入油罐裡，並且在製作炒青菜等熱炒料理時，將油罐裡的油拿出來使用，等到油罐裡的油全部用完之後，再使用新的油製作油炸料理…反覆相同的步驟。

油品經過數次油炸而產生的酸化現象對人體有害，酸化的油品可以稱之為「活性氧的大集合」，因此油炸僅以一次為限，油炸過的油可以用來熱炒，在油用完之前不再油炸。這個方法不僅可以控制油脂的攝取量，也不會產生所謂的「廢油」，利用這種方式攝取油脂既健康又環保。

利用「平底鍋油煎」可以取代油炸

「カツ（日文讀音：katsu，日式炸肉排）」是日本的料理名稱，以前在洋食料理指南上記載的名稱是「Cutlet」，因此「とんかつ（日文讀音：tonkatsu，日式炸豬排）」的西式料理名稱說法應該是「Pork Cutlet」。

根據當時料理指南的記載，使用的豬肉是厚度約5公厘左右的薄片，利用啤酒瓶仔細敲打，將豬肉片敲打得更薄之後才下鍋烹調，類似現今市售的豬肉片。

將處理過的豬肉片依序裹上麵粉→蛋液→麵包粉，請留意接下來的步驟，不是下鍋油炸，而是放入已經塗抹一層油的平底鍋乾煎。

正因為是一片薄薄的豬肉片，放入抹好油的平底鍋就可以將肉片的裡外煎熟，根本就不需要使用大量的油油炸。

馬鈴薯可樂餅也一樣，馬鈴薯經過水煮之後搗碎，早就已經煮熟，和薄薄的豬排一樣，不需要油炸，只要用平底鍋乾煎即可，如此一來可以減少使用炸油的機會。

順道一提，乾煎豬排薄片是已故作家池波正太郎向「たいめいけん（洋食店，位於東京都中央區日本橋）」指定的特別作法，因此成了一道知名的料理。

自製安全的調味油

各位應該記得藤田教授在第1章提到「辣椒可以預防體溫過低」。

不管是乾辣椒或者是一些知名品牌的辣椒，買回家之後問題就來了，到了夏天發現一堆蟲子出現，這時不妨借用一下「沖繩人的智慧」。

將乾辣椒或磨好的辣椒粉裝進瓶子裡，倒入泡盛（或用本格燒酎代替），靜置1個月之後，就是辣味迷人的沖繩辣油，淋在青菜炒豆腐之類的熱炒料理，一口吃下去，何止體溫立刻上升，當場連汗水都飆出來。

同樣的作法，將乾辣椒或辣椒粉和麻油一起裝入瓶子裡，靜置1個月以上，就是「新鮮辣油」。

普通辣油的作法是將辣椒放進麻油裡，藉由加熱的方式逼出辣味，這樣的作法可以快速完成味道十足的辣油，但是油品本身也產生了酸化現象。不經過加熱，慢慢花時間讓辣味釋放出來的辣油則不容易酸化。這樣的作法完全符合藤田教授說的「避免攝取酸化的油品」。

藤田

Omega-3脂肪酸是「腸壽」的秘訣

攝取容易不足的Omega-3脂肪酸

儘管都是油脂，但種類繁多，機能和對人體的影響也不相同。

油脂的主要成分是脂肪酸，油脂依照脂肪酸的種類可分成兩大類。

第一種是以菜籽油和大豆油之類的植物性油脂，常溫下呈現液體狀態，也就是「不飽和脂肪酸」。另一種是以豬油和奶油之類的動物性油脂，常溫下呈現固體狀態，也就是「飽和脂肪酸」。

不飽和脂肪酸又分為單元不飽和脂肪酸和多元不飽和脂肪酸；單元不飽和脂肪酸可以在體內合成，並且產生能量；多元不飽和脂肪酸則無法在體內合成，又被稱為必須脂肪酸。多元不飽和脂肪酸依照不同的主要成分，又分為Omega-6脂肪酸和Omega-3脂肪酸。請參考112～113頁分類清楚詳細的一覽表。

建議均衡攝取不同種類的脂肪酸，接下來舉例說明。

例如，Omega-3脂肪酸可以軟化細胞膜，Omega-6可以強化細胞膜。均衡攝取兩種不飽和脂肪酸，才能製造出柔軟又強韌的細胞膜。

但是目前的飲食習慣造成現代人不容易攝取到適當均衡的油脂。

肉和奶油含有飽和脂肪酸；而大豆油、玉米油、芝麻油、沙拉油等從植物提煉的油，在現代人攝取的油脂當中佔大部份的比例，提供Omega-6脂肪酸，以上兩種油脂到處充斥在我們現代的飲食生活當中。另一方面，隨著飲食生活受到西方文化的影響，吃魚的機會逐漸減少，現代日本人容易陷入Omega-3脂肪酸攝取不足的狀態。Omega-6脂肪酸和Omega-3脂肪酸攝取的比例已經陷入50比1嚴重失衡的情況。

受到油脂攝取不均衡影響最大的器官是腸道。之前已經說明過，腸黏膜細胞是人體內新陳代謝速度最快的細胞。1天之內就要汰舊換新的腸黏膜細胞所需的脂肪酸若無法均衡攝取，會立刻出現異常。

以Omega-6脂肪酸作為主要材料的腸黏膜細胞會變得堅硬且缺乏柔軟性，如此一來，腸子將囤積物往外推擠的力道減弱，囤積物停留的時間一旦變長，就會造成宿便的形成而引發壞菌增加，造成好菌活動力減退，最後導致免疫力下降。

含有飽和脂肪酸以及不飽和脂肪酸當中的Omega-9脂肪酸和Omega-6脂肪酸的食品，充斥在我們的日常生活當中，現代人已經沒有必要刻意去攝取。相反地，我們要想辦法多攝取容易不足的Omega-3脂肪酸。

從一覽表可以看到，Omega-3脂肪酸含有α-亞麻油酸、DHA、EPA等。α-亞麻油酸富含在荏胡麻油、紫蘇油、亞麻仁油、菠菜、青江菜等青菜裡面。而含有豐富的DHA和EPA的是青魚，例如，竹筴魚、沙丁魚、秋刀魚、鯖魚等。「腸壽食」就是多攝取富含Omega-3脂肪酸的食材，並且學習正確食用方式，解決油脂攝取不均衡的問題。

最後介紹一覽表左下方的「反式脂肪酸」。魚柄之前已經說明過，在此再強調一次，「反式脂肪酸」是「抗・腸壽食」——是「絕對不能吃」的油脂。反式脂肪酸是人工油脂，製作過程添加氫；由於可以在工廠大量生產，加上易於保存，因此運用在許

【脂肪酸的分類】

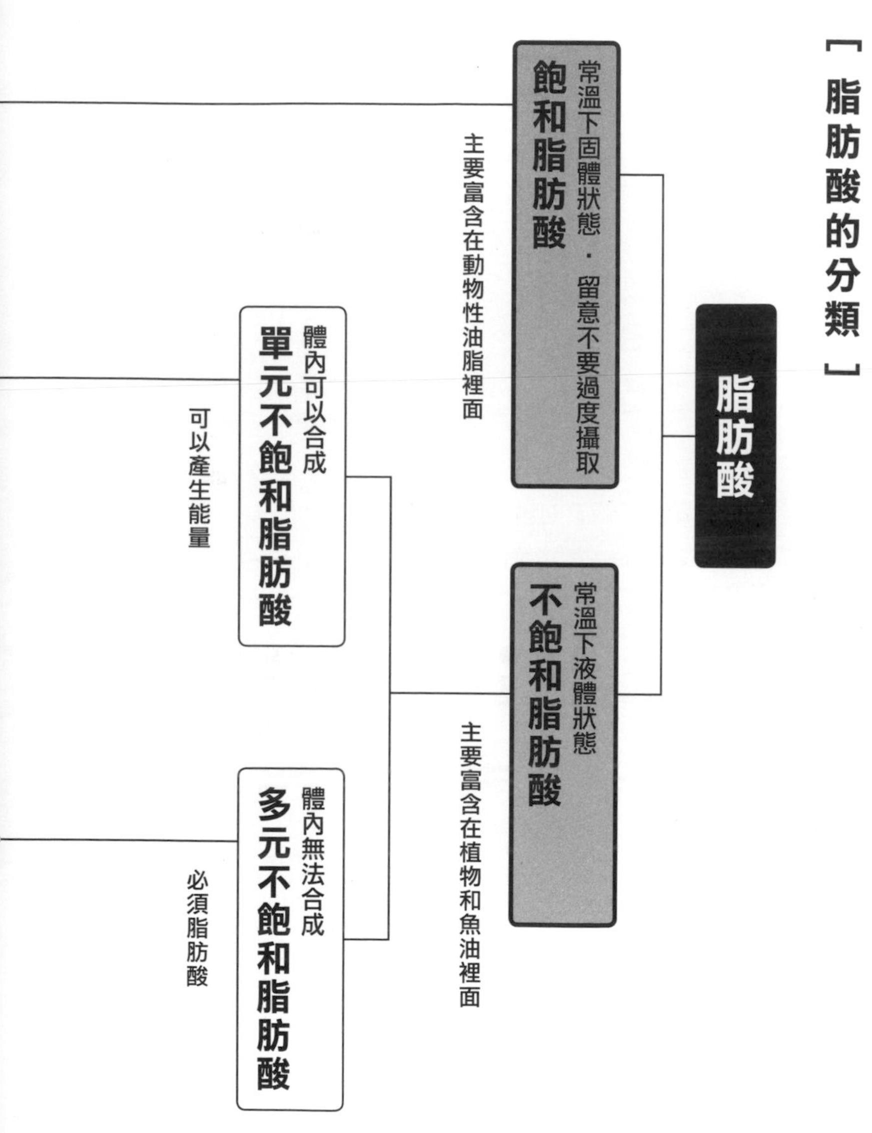
脂肪酸
飽和脂肪酸
常溫下固體狀態．留意不要過度攝取
主要富含在動物性油脂裡面
不飽和脂肪酸
常溫下液體狀態
主要富含在植物和魚油裡面
單元不飽和脂肪酸
體內可以合成
可以產生能量
多元不飽和脂肪酸
體內無法合成
必須脂肪酸

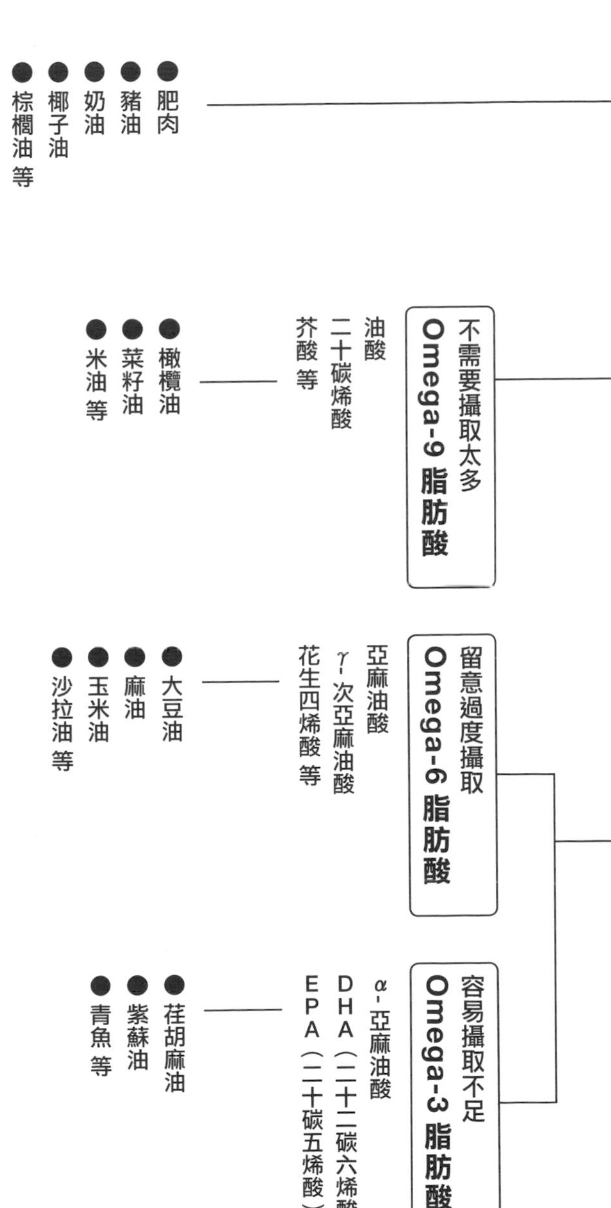
●肥肉
●豬油
●奶油
●椰子油
●棕櫚油 等
不需要攝取太多
Omega-9 脂肪酸
油酸
二十碳烯酸
芥酸 等
●橄欖油
●菜籽油
●米油 等
留意過度攝取
Omega-6 脂肪酸
亞麻油酸
γ-次亞麻油酸
花生四烯酸 等
●大豆油
●麻油
●玉米油
●沙拉油 等
容易攝取不足
Omega-3 脂肪酸
α-亞麻油酸
DHA（二十二碳六烯酸）
EPA（二十碳五烯酸） 等
●荏胡麻油
●紫蘇油
●青魚 等
疾病的原因
反式脂肪酸
●乳瑪琳
●起酥油 等

多的加工食品。加工食品的原材料欄如果寫著「起酥油」、「乳瑪琳」、「食物性食用油脂」、「加工油脂」等，大多指的就是反式脂肪酸。

反式脂肪酸無法從體內代謝出去，只能堆積在內臟和血管裡面，因此許多研究機關都指出，反式脂肪就是造成心臟病、腦中風、高血壓、糖尿病、肥胖、憂鬱症、失智症等各樣疾病的原因。因此美國已經決定採取食品全面禁止使用反式脂肪的措施；然而，國內目前並沒有針對反式脂肪的使用進行管制。根據政府官方說法「攝取的量本來就不多，因此無需管制」，不得不說官員們對於現狀過於樂觀。

由於國家尚未進行管制，因此目前加工食品和零食允許使用反式脂肪，不過希望大家在閱讀的同時，都能明白其危險性，一定要避免食用含有反式脂肪的食品。不管國家政策的走向如何，自己的健康只能自己顧。

輕鬆攝取 Omega-3 脂肪酸的方法

研磨荏胡麻攝取 α- 亞麻油酸

現代倡導攝取Omega-3的α-亞麻油酸，而不是Omega-6的亞麻油酸。提到α-亞麻油酸，大家第一個聯想到的是「紫蘇油」，但其實不然，真正富含α-亞麻油酸的是「荏胡麻油」。儘管荏胡麻油有益健康，並不表示可以大量和沙拉一起吃進肚裡，相反地，這種吃法只會造成油脂攝取過多。雖然維他命A和胡蘿蔔素是屬於脂溶性物質，因此有必要攝取油脂⋯但其實只要少量攝取即可，多食無益。為避免過度攝取，建議利用「研磨荏胡麻」的方式適度攝取α-亞麻油酸。

近年來在有機商店可以找到比普通黑芝麻大一號的荏胡麻，網路上也買得到，將購買到的荏胡麻放入平底鍋乾煎5分鐘之後，再放入研磨缽研磨。「真麻煩，難道沒有現磨好的荏胡麻嗎？」如果心裡這麼想的話，小心「生活習慣病」很快就會找上門。

利用平底鍋乾煎↓目視確認荏胡麻一顆一顆慢慢爆開↓倒入研磨缽，利用左右腳的腳底固定研磨鉢，利用研磨棒開始磨成粉狀。

這個作法不僅兼顧全身柔軟運動和肌肉運動，同時產生類似腳底溫灸的效果。好處是，透過素燒研磨鉢可以利用將熱能傳達到腳底，並且還可以進一步以「遠紅外線」的方式將熱能從腳底傳達到膝蓋、腰部。更棒的是，磨好的荏胡麻幾乎不會產生對身體有害的酸化現象，即使是有益健康的α-亞麻油酸，一旦油品本身發生酸化現象，只能說是白費功夫。

將利用研磨鉢磨成粉狀的荏胡麻倒入小瓶子裡面保存，建議每天吃燙青菜之前，大量撒上荏胡麻粉，並且在1星期之內食用完畢。

一般人提到「油」，總是立刻聯想到液體，一旦懂得在料理中運用芝麻粉和荏胡麻粉，不僅能夠減少熱量攝取，更可以吃得到食材本身的美味。

順便介紹利用荏胡麻粉製作成醬料的作法。首先放入同樣份量的味噌，再倒入少量的味醂，拌勻之後就是方便好用的味噌荏胡麻醬，保證試過之後一定上癮。

有效攝取DHA・EPA講座①沙丁魚的三片切法

藤田教授說「要多吃富含Omega-3脂肪酸的魚肉」，而魚肉料理的基本功就是要先學會如何處理沙丁魚。如果沙丁魚處理得好，將來不管遇到鰹魚或其他種類的魚，都可以游刃有餘。接下來介紹處理沙丁魚的獨門秘技。

首先，從沙丁魚的三片切法開始，這是處理生魚片的基本刀法，因此要反覆練習，做到動作迅速確實才行。圖示請參考118頁。

首先利用菜刀將魚頭切掉，在魚肚劃上一刀，取出內臟，再用清水沖洗乾淨。

將清洗好的沙丁魚放在砧板上，魚肚朝前，尾巴在左側，將菜刀從頭部沿著背骨，切至魚尾，切下魚的一半之後翻面，同樣將菜刀沿著背骨，切至魚尾，切下魚的另一半，將沙丁魚切成魚肉2片加上背骨1片，一共是3片。

生食的話，必須取出魚肚內側殘留的肋骨，首先取一片魚肉，將魚皮朝下，菜刀緊貼魚肉，再將魚肚內側殘留肋骨的部位取出切掉。最後利用指甲將沙丁魚表面的薄

【 切魚的訣竅 】

①

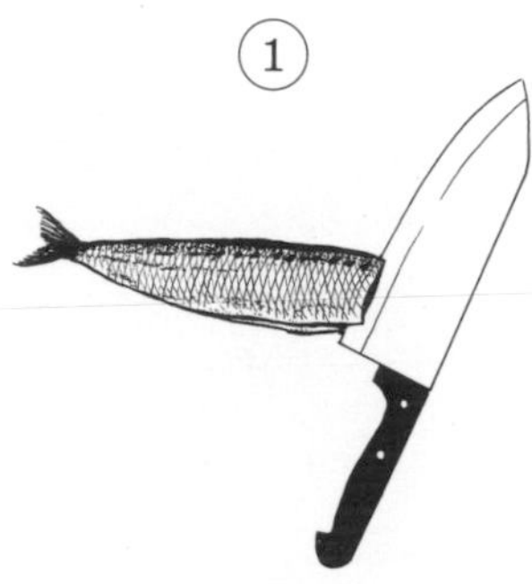

將菜刀從頭部沿著背骨，朝魚尾方向橫切。

②

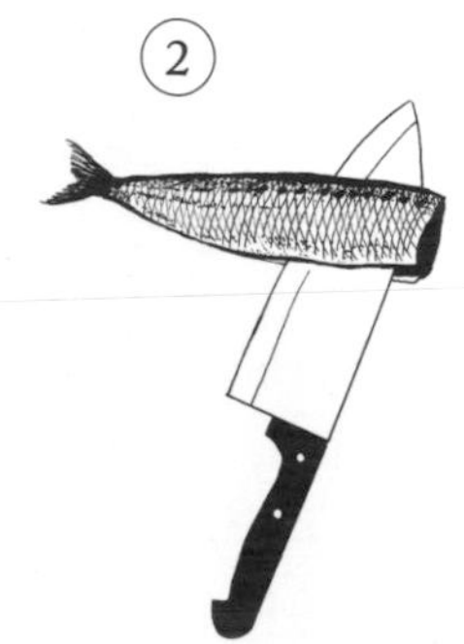

使用菜刀的刀刃，從前端到後端，一推一拉來回鋸切。

③

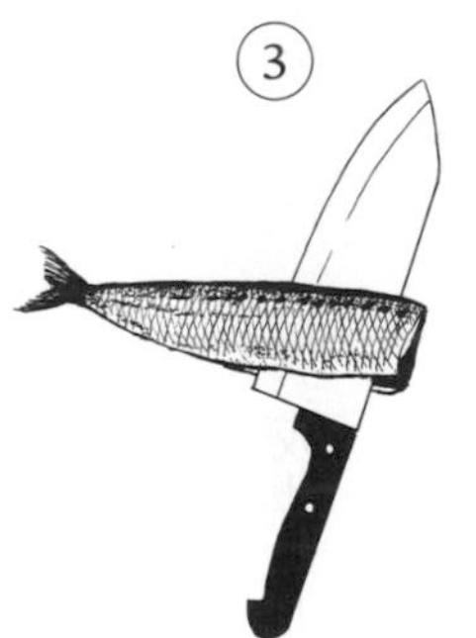

當刀刃來到前端時，將刀刃往前推，同時橫切。

④

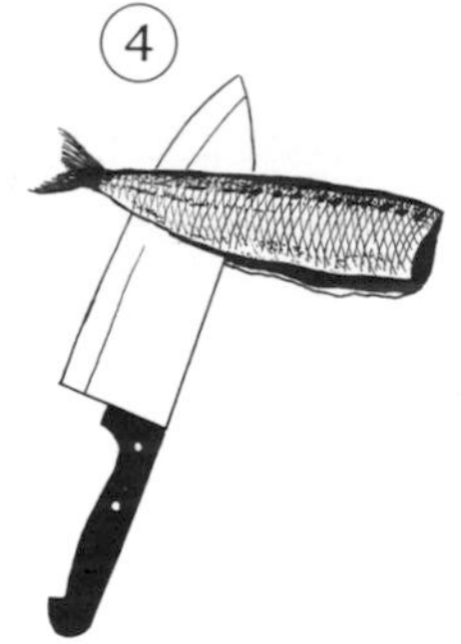

當刀刃來到後端時，將刀刃往後拉，同時橫切。

使用菜刀切魚的時候，
切記不要一刀切到底，而是前後來回鋸切。

皮剝掉，留意手的力道，太用力時會將魚肉捏碎。以上就是三片切的作法。

【如何運用沙丁魚的三片切】

■沙丁魚生魚片

剝皮的沙丁魚片放在砧板上，尾巴朝左，從右到左斜切成薄片即可。

■醋漬沙丁魚

處理好的沙丁魚片撒上一大把鹽，靜置1個小時以上，再倒入醋，必須蓋過食材，再靜置1小時，待魚肉變得Q彈即可。

■沙丁魚散壽司

醋漬沙丁魚靜置1天之後，魚肉顏色變白且肉質Q彈，切成細絲即可作為壽司的配料。

■ 昆布熟成沙丁魚

處理好的沙丁魚片撒上少許的鹽，上面蓋上一片昆布，再鋪上一層撒了鹽的沙丁魚。利用保鮮膜包覆之後，靜置24～48小時，待昆布鮮味滲透到食材裡面即可。魚類的烹調方式可以從沙丁魚開始，只要沙丁魚處理得好，就一定可以運用當中學習到的技巧應付其他種類的魚，非常推薦給初學者。

有效攝取DHA・EPA講座② 徒手處理沙丁魚的魚頭

接下來要介紹處理的真功夫。

右手握住沙丁魚的身體，左手抓住魚頭，雙手朝不同方向，使力將脖子扭來扭去，將魚頭和身體分離。

利用手指戳破魚肚，可輕易地取出內臟。

解體工作到此告一段落，接下來利用清水沖洗乾淨即可。

【不使用菜刀的「徒手」功夫】

①

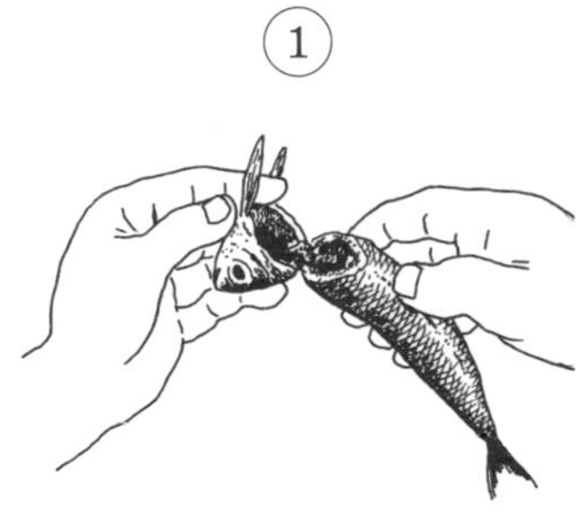

右手握住沙丁魚的身體，左手抓住魚頭並且折彎，將魚頭扯下來。

②

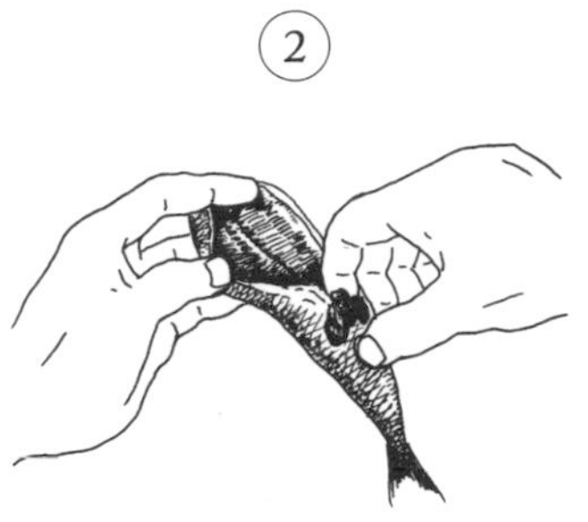

魚頭去掉之後，利用手指戳進魚肚，取出內臟，利用清水沖洗乾淨即可。

處理好的沙丁魚可以用來燉煮、煮火鍋、做成鹽烤。撒上鹽靜置1～2天，就是美味方便的「沙丁魚乾」。

【如何運用去頭的沙丁魚】

■梅鹽煮沙丁魚

去頭的沙丁魚放入鍋內，注入清水蓋過食材，加入幾顆搗碎的梅乾和少許的鹽，開中火加熱，沸騰後立刻將鍋子從爐火移開，改用「無火料理爐」的方式，靜置15分鐘即可。做成常備菜時，先放入密閉容器，快速降溫之後，放進冰箱冷藏即可。

■ 蘋果燉煮沙丁魚

去頭的沙丁魚放入鍋內，再放入一整顆的蘋果泥，如果無法蓋過沙丁魚，可以注入少量的水蓋過食材。加入少許的鹽，開中火加熱，改用「無火料理爐」的方式，靜置15分鐘即可。

【徒手剖開沙丁魚】

①

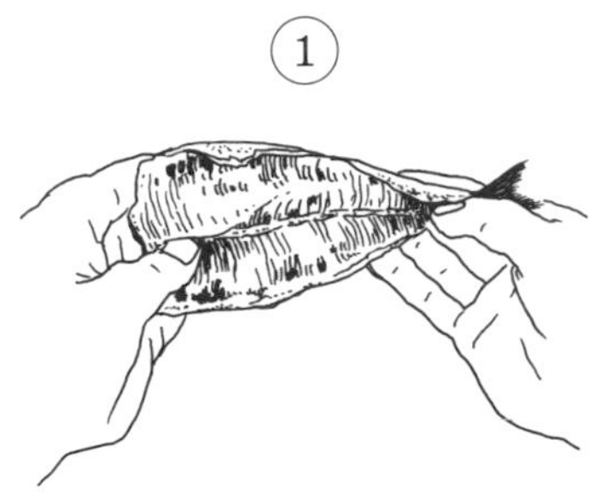

徒手處理完魚頭之後，魚肚朝前，尾巴朝左，兩手托住魚的下方，左手的大姆指戳進身體裡面。

②

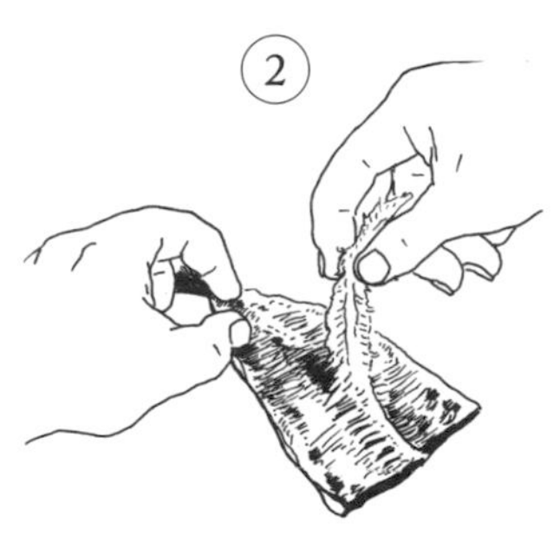

用手指將露出來的魚背骨根部折斷，捏住取出即可。

有效攝取 DHA‧EPA講座③
徒手剖開沙丁魚

步驟和前面相同。

清水沖洗之後，尾巴朝右，兩手托住魚的下方，左手大姆指戳進身體裡面。

大姆指往尾巴方向移動，接下來用右手的大姆指，從魚肚戳進身體，往頭部方向移動，將沙丁魚身體一半和魚背骨分開。

分開處看得到魚背骨露出來，將

尾巴部份的魚骨折斷，用手指捏住，往頭部方向拉起取出。依序取下魚頭，取出內臟和魚背骨。

【如何運用徒手剖開的沙丁魚】

■沙丁魚乾

撒鹽或浸泡在味醂醬油裡面20分鐘，也可以浸泡在蠔油裡面20分鐘。平放在濾網上日曬，簡單的步驟就可以完成鮮味十足的沙丁魚乾。

■麵包粉香煎沙丁魚

麵粉加水調勻之後，放入沙丁魚裹上外衣，再沾滿麵包粉，放入塗抹一層油的平底鍋用小火乾煎即可。

■香煎沙丁魚天婦羅

裹上一層比普通天婦羅更厚一點的外衣，平底鍋裡多倒一點油，將裹好外衣的沙丁魚放入鍋裡乾煎；沙丁魚天婦羅不需油炸，利用平底鍋的油乾煎即可。

■沙丁魚泥

徒手切好的沙丁魚放在砧板上，魚皮朝下，單手壓住魚尾，另一隻手利用茶匙刮取魚肉；將刮下來的魚肉和蔥花放在砧板上，利用菜刀剁碎即可。

■沙丁魚泥拌味噌

製作前項的炙燒沙丁魚時，加入味噌一起剁碎，最後利用刀面（側面）拍打成泥狀即可。

清蒸鯖魚

青魚的代表除了沙丁魚以外，還有鯖魚。

主要的食用方式有，三片切之後撒鹽做成「鹽漬鯖魚」，在家裡的話，建議簡單方便的「清蒸鯖魚」。

作法簡單又可以延長保存期限，可以活用於各式各樣的料理，隨時輕鬆入菜。接下來，就來介紹這道省事不費力的「清蒸鯖魚」。

■清蒸鯖魚的作法

將三片切的其中一片魚肉切成四小片，撒上太白粉之後，放進萬用蒸盤裡，加熱約5分鐘，完成簡單步驟，待鯖魚外層的太白粉呈現半透明狀態即可。

如果要做成常備菜的話，將鯖魚的兩片魚肉一次製作成清蒸鯖魚，待冷卻之後放入容器裡即可。

只要有這道「清蒸鯖魚」的常備菜，就可以輕鬆完成「味噌煮鯖魚」。

■使用清蒸鯖魚製作味噌煮鯖魚

平底鍋裡放入一湯勺的清水和味醂、一大匙味噌、少許生薑，開火加熱，待沸騰時轉小火，放入清蒸鯖魚。為了避免燒焦，鯖魚要不時翻面，烹煮時間約5分鐘，直接蓋上鍋蓋，讓鯖魚更加入味。由於外層裹上太白粉，料理完成時，魚肉本身依舊保持完整。

希望日常生活中多多攝取魚肉的話，平時就必須做好準備。為了攝取到對腸有益的油脂，建議冰箱裡要經常存放。

處理生魚第一步：動作迅速，砧板、菜刀要反覆清洗

「生魚」是容易腐壞的食材，即使買來的魚本身鮮度極佳，要是處理方式不對的話，也會導致食材本身腐敗，還可能吃壞肚子。秋刀魚和沙丁魚便宜又美味，適合買來自己在家做生魚片或醋漬魚肉，可是萬一吃壞肚子，很可能從此對魚料理開始心生畏懼。

因此，請記住一個重點。「處理生魚就是要動作快！」

買回家後，魚不能一直放著不管，無法立刻處理時，要放入冰箱冷藏，準備好砧板和菜刀之後，再把魚拿出來放到砧板上。用清水洗淨，再用菜刀將魚切片處理，過程中的每個動作都要盡可能迅速完成，處理完畢時，立刻放進冰箱冷藏。

生魚片和醋漬魚肉等生食料理，必須等到食用之前再切塊裝盤，立刻上桌。製作好的生魚片若是放置超過30分鐘以上，會增加食物中毒的危險性，請務必留意食用時間。將魚處理切片之後，如果直接做成生魚片時，記得在切生魚片以前，一定要將之前使用過的砧板用清水沖洗之後再使用，以便提高食用的安全性。

第4章

留意每天攝取的米和水

藤田

上了年紀要避免攝取精製碳水化合物

精製碳水化合物會引起血糖值激烈上下波動

實踐長壽的秘訣就是要留意主食的攝取方式。現代人的主要碳水化合物的來源是精製過的米，也就是白米以及精製過的小麥。然而過了50歲以後，若立志希望長壽，就必須盡量避免這類食物；理由是，這些精製碳水化合物提供純度過高的能量，對於上了年紀的人特別容易引發一些身體上的不適。

追溯人類700萬年的歷史，發現人類距離現在1萬年左右才開始食用米和麥等提供高能量的碳水化合物；也就是說700萬年當中的699萬年不太攝取到碳水化合物，而且直到近數百年，人類才開始食用精製穀物。

飲食生活產生了劇烈的變化，相反地，現代人體的構造和幾萬年前比起來卻沒什麼改變。由於人體構造維持和數萬年前一樣，所以無法適應碳水化合物，尤其是精製碳水化合物的高純度能量，導致現代人產生各種疾病。

精製過的碳水化合物集合純度非常高的能量，人體攝取之後，立刻分解為葡萄糖，迅速被小腸吸收，開始在血液裡四處流動，引起血糖值急速上升。

血糖值一旦上升，胰臟會釋放胰島素，會將血液中的葡萄糖轉換成肝醣或脂肪細胞儲存於肝臟或肌肉，為了降低劇烈升高的血糖值，大量釋放的胰島素反而使得血糖值過度降低，高血糖變成低血糖刺激腦部產生飢餓感，促使患者想要吃更多的碳水化合物，陷入惡性循環，使得血糖值像是乘坐雲霄飛車般劇烈地忽上忽下。

急遽變動的血糖值，為血管和神經等帶來巨大的損害。而內分泌系統的細胞也必須不停地運作，導致端粒，也就是「壽命回數票」變短。產生胰島素的胰臟也因為不斷地被迫工作而精疲力竭。遭受損害的血管成了心臟病和腦中風等疾病的原因，除此之外，免疫力下降也會提高罹患癌症的風險。

因此，為了實現健康長壽，就要避免攝取引起血糖值劇烈上下變化的精製碳水化合物。30幾歲的年輕族群和運動員，由於日常活動需要消耗許多能量，為了符合這階段身體的需求，以精製碳水化合物作為主食是正確的選擇。但是必須明白，過了50歲的身體一旦無法負荷高純度的能量，就會產生許多問題。

總而言之，要避免食用白米、烏龍麵、拉麵、一般的吐司麵包等精製過的米和麵粉製作的主食。

在此鼓勵大家多多攝取非精製的碳水化合物作為主食，例如玄米、五穀米或十穀米等多種類的雜糧、100%蕎麥麵、全麥麵包等。這些主食裡面保留豐富的食物纖維，不用擔心會造成血糖值的波動。而且這類雜糧本身還富含礦物質和維他命等對人體有益的物質。

一直以來，偏好白米等高碳水化合物的人，對於不能食用白米一事，心中或許有些疑慮，擔心碳水化合物攝取不足。其實大家不用多慮，之前建議大家的非精製主食，以及介紹過的豆類和芋頭等富含澱粉質的蔬菜，其所含的碳水化合物都足夠應付人體日常生活所需。這類食物不僅食物纖維量多，可以維持血糖值上升穩定，更是腸內細菌的養分。腸內細菌獲得養分可以強化免疫力，保護人體遠離疾病。

自從年過50幾歲之後，我開始避免食用精製碳水化合物，親身體驗到日常生活飲食中，一旦減少精製碳水化合物的攝取，可以感受到身體變得十分輕盈。

但畢竟這是我個人的體驗，相信不少人覺得「玄米乾巴巴的不好吃，而且還會造成胃脹氣」，也有人認為「主食就是要吃白米」。由於我對於下廚做菜一事十分生疏，因此接下來就由魚柄介紹讓大家可以吃得開心又滿意的「碳水化合物腸壽食」。

如何聰明攝取碳水化合物

認識玄米

連藤田教授都身體力行食用玄米取代精製碳水化合物。就讓我們先來好好認識「玄米」究竟是什麼樣的食材。稻米的果實＝稻穗裡面的「白米」表面有胚芽和米糠，包覆在外面的就是稻殼。「玄米」指的是去除稻殼，留下胚芽和米糠的米。

但是在明治時代以前的農業機具（脫殼機和碾米機等）在性能方面比不上現代。因此脫殼過程會將一部份的胚芽和米糠一起去除。當時稱為「玄米」。正確的說法是，以前的「玄米」相當於現代的「七分米」。而當時提倡飲食養生法的專家們所說的「玄米」，指的也是「七分米」。

七分米還是保存許多的胚芽和米糠，富含維他命B等有益人體的物質。當時曾經有人因為食用完全去除胚芽和米糠的「白米」，產生維他命不足的現象，引起腳氣病，爾後改吃玄米，腳氣病卻不藥而癒。但我認為其實不用吃玄米，七分米也可以預防腳氣病。

玄米比白米硬，每一口必須咀嚼50下，人體才有辦法正常消化吸收，因此細嚼慢嚥非常重要，需要很大的耐心與毅力。

但是跟玄米比起來，七分米的口感較軟，而且含有足夠的維他命B。此外，即使是白米，如果加入「麥片」一起蒸煮的話，也可以攝取到足夠的維他命B。

麥片的參考比例大約是白米的20～30％，份量則依個人需求調整即可。

發揮巧思天天吃拌飯

藤田教授交代「玄米比精製白米好……」

大正時期前的飲食生活中，米是熱量的主要來源，因此人們天天食用的米含有維他命B的與否會大大地影響罹患「腳氣病」的機率。

但是在配菜選擇豐富的現代生活中，作為主食的白米不再是維他命的主要來源，現代人並不會因為食用白米而罹患腳氣病。建議可以從攝取米糠裡裡含有的脂質和眾多種類礦物質的角度思考食用玄米的好處。

一般建議食用玄米的理由包括，玄米可以提供鈣、鉀、磷、食物纖維和其他各種人體必需營養素；由於玄米比白米硬，食用時必須要細嚼慢嚥才行，而細嚼慢嚥也是腸壽食的重點之一。

不過我這個人實在沒有耐心和毅力，因此想到一個替代方案，花點巧思利用白米取代玄米，一樣可以達到天天攝取到身體所需的少量營養素。

■營養滿分的拌飯作法

①地瓜切成小丁　②乾燥羊栖菜　③蘿蔔乾切碎　④蝦米　⑤乾燥蕎麥仁　⑥烘焙芝麻或研磨芝麻　⑦枸杞　⑧松子　⑨泡過水的大豆　⑩紅蘿蔔切丁　⑪南瓜切丁　⑫魩仔魚　⑬蘿蔔葉切碎…等等，只要想得到的食材都可以。米用清水洗過之後，放入適量的清水，依個人喜好加入前述的食材，普通的白米立刻變身「〇〇拌飯」。

只要多一點巧思，食用白米的同時，可以攝取到食物纖維、維他命、鈣、鐵、鉀等礦物質，而且不會導致血糖值急速上昇，是一道可以作為養生主食的拌飯。

利用白米作成各式拌飯作為腸壽食生活的開始，相信藤田教授也會覺得這個想法很不錯吧！

一目瞭然的方式儲存乾燥食品，確保礦物質的均衡攝取

經常聽到「現代人礦物質攝取不足」、「骨質疏鬆症」很可怕，必須要補充鈣質！可是必須要攝取維他命D才能將鈣質留住。貧血是因為鐵質不足…等等的說法，在健康雜誌和電視廣告時有所聞，彷彿全國上下都有礦物質攝取不足的問題。

人體只需少量的礦物質，可是一旦礦物質攝取量不足，就會導致身體產生不適，因此最好的方法就是，從每天日常飲食中不間斷地少量攝取。

為了要補充人體所需的礦物質，適合每日三餐攝取的食材有：①研磨芝麻　②魩仔魚　③昆布薄片　④蝦米　⑤黃豆粉　⑥烤海苔　⑦核桃　⑧小魚乾，以上的乾燥

食材可以直接食用，不需要另外加熱烹調，拌飯或拌沙拉皆可。此外，⑨乾香菇 ⑩帆貝柱 ⑪木耳 ⑫車麩 ⑬乾豆皮 ⑭昆布 ⑮蘿蔔絲乾，以上食材挑選一樣放進瓶子裡面，再注滿水靜置一晚之後，瓶子裡的水就變成了專業等級的天然無添加高湯，入菜保證美味，有了這款天然高湯，再也不必購買市售高湯粉。

每日三餐只要運用乾燥食材，如果是像①～⑧直接可生食的食材，建議放入小瓶子之後擺在餐桌上，方便從餐前到餐後搭配白飯、沙拉、味噌湯食用。例如，水菜沙拉撒上搗碎的核桃和魩仔魚，味道會變得更加鮮美濃郁，不妨試看看。

如果是像⑨～⑮需要泡過水才能入菜的乾燥食材，建議整袋買回家之後，利用洗衣夾固定封口再綁上繩子懸吊起來，放在廚房顯眼處方便取用。使用時可採取「用量較少食材」優先的方式，如此一來就可以補充容易攝取不足的營養素。

相信各位家裡有不少乾燥食材，使用一次就不小心被打入冷宮，那是因為乾燥食材的放置處是使用者不容易發現的地方。

葡萄乾、棗子和乾柿子都是乾燥食材，建議裝入袋子並且懸吊起來，隨時代替砂糖入菜增加甜味，棗子代替砂糖和食材一起燉煮時，可以大量增加鈣質的攝取，有助於排出多餘的鹽分。

每一樣乾燥食材都懸吊起來，好像裝飾聖誕樹的食材保存法，我將它命名為「乾燥食材保存樹（術）」。

加工食品是「短壽食」

食品添加物會殺死「腸內菌群」

希望活得健康長壽，腸內細菌就必須保持良好的狀態。因此人體要攝取腸內細菌喜愛的「腸壽食」。但是話說回來，要避免攝取不利腸內細菌的食物，的確是一件不容易的事。因為位於住家附近超市和便利商店架上的食品，大部份都是「短壽食」，也就是會造成腸內細菌損壞，導致身體產生疾病的食物。

商店裡販賣的食品大部份都是加工食品，接下來說明加工食品對人體造成不良影響的主要原因。

第一，許多加工食品的食物纖維量太少，而食物纖維正是腸內細菌所需要的養分。進入腸道的食物中所含的食物纖維量太少，養分不足的情況下，則無法繁殖足夠的腸內細菌。

第二，食品添加物當中的「防腐劑」更是不利腸內細菌。請檢查家裡的火腿、香腸、起司、佃煮、麵包、罐頭等加工食品上的成分標籤。上頭應該記載著「山梨酸」、「山梨酸鈣」、「苯甲酸」、「苯甲酸納」、「丙酸」、「多聚賴氨酸」等名稱。這些全部都是防腐劑。

微生物增殖是導致食品腐壞的原因，為了延長食品的保存期限，使用防腐劑抑制微生物增殖，因此幾乎所有加工食品都添加了人工化學物質。既然防腐劑可以抑制細菌等微生物增殖，同時也一定會阻礙腸內細菌的繁殖，殺死腸內菌群。

除了防腐劑以外，合成著色劑、發色劑、結著劑、甜味劑、ＰＨ調整劑等，大部份的食品添加劑都會引起腸道不適。之前說明過「人體的構造和幾萬年前幾乎沒有改變」，體內的腸道和幾萬年前是一樣的，而人工化學物質是最近一百年才出現，吃進了突然出現的人工化學物質，人體一定會出現不適應的現象。

從現代年輕人的排便量就可以觀察到食品添加物對人體的影響。日本人在戰爭以前一個人一天的排便量是４００克，但是現代的日本年輕人一個人一天的排便量減少到150克，完全都是因為食用便利商店和速食店食品的機會增加；加工食品導致棲息在腸道的腸內細菌減少，結果排便量也跟著減少。

現做的料理最好吃，原因是食物在生物死亡的瞬間開始鮮度下降，漸漸腐敗。但是加工食品卻可以延長保存期限，即使蓋子打開，送進微波爐加熱，都能保持美味，根本就是違背自然法則。

第三個加工食品對人體的危害就是，無視於消費者的健康而過度調味。加工食品在商言商，健康反而不是首要考量，為了讓消費者在食用時，刺激腦產生快樂的感覺，於是使用過多的「碳水化合物、脂質、鹽分」。天天食用加工食品，大量攝取的結果會造成身體的負擔，導致慢性病的發生。此外，由於過度的調味會使得味覺失去敏感度，因此在品嚐利用簡單方式烹調的料理時，吃不出食材本身的味道而完全無法得到滿足。

材料來源也是問題。加工食品的材料大部份經由工廠生產製造。針對油脂的部份，之前提到絕對要避免的「反式脂肪酸」是有害人體的材料，卻因為價格便宜，大量地使用在加工食品。

說明了加工食品對於腸道和人體的危害，但並不表示吃了這一類的食物就會立刻生病，大部份的食品添加物會被其他食物的水分稀釋，並且被酵素分解掉。偶爾吃的話，減少的腸內細菌也會經過修復之後再度增加；擔心的是，太多的食品添加物充斥在日常生活當中，平時如果不多加留意，長期持續攝取的話，健康一定會出狀況。

為了讓身體遠離疾病，建議避免破壞腸內細菌的加工食品，烹調和用餐時盡量選擇天然食材和調味料才是上策。

「總比不吃好」⋯的陷阱

加工食品只會讓人越吃越隨便

當糖尿病的病情加重，引起併發症，基於「截肢總比送命好」的心理，為了保全性命，只好進行截肢。

同樣的道理，明明有很多食材，但只是因為「嫌麻煩」，所以吃泡麵解決三餐⋯這就是現代人普遍的思維，總覺得「吃泡麵總比不吃好」。

但是，希望人生過得健康「長壽」的話，心裡應該非常明白，利用安全食材製作的均衡飲食遠遠勝過放入大量「防腐劑」和「食品添加物」的加工食品。如果希望自己能夠健康「長壽」，千萬別老是把「有比沒有好」的藉口掛在嘴邊。

一開始或許真的是「心裡知道對身體不好，但沒辦法只好退而求其次」。但是最可怕的就是「習慣」。開始為自己找藉口說「總比不吃好」，之後只會越吃越隨便。一旦享受到方便的好處，就無心改善飲食生活。「雖然三餐吃外面，但是喝茶時選擇有衛生署特定保健用食品標章的保特瓶飲料，牛肉蓋飯附的醃漬菜就當作是蔬菜，吃下生雞蛋也算是攝取到蛋白質，總之忙了一整天，有吃總比沒吃好…」又過了一天勉強應付三餐的日子，這樣的生活日復一日要到幾時？「有比沒有好」的想法只會讓人停留在依賴加工食品的現狀，增加損壞身體健康的風險。

盡早食用完畢就不必在意保存期限

相信大家在購買食品時，習慣檢查保存期限，主要是擔心食品過期會壞掉。食品加工廠商知道大部份的消費者擔心食物不能久放，因此努力開發保存期限長的商品；但是延長保存期限的方法有可能是，增加消毒殺菌的藥劑，或者增加防腐劑等添加物。如此一來，如同藤田教授所言「外來的添加物導致體內過度清潔」。

作法是隨著人的想法而改變。與其擔心食物過期，倒不如直接把手邊的食物儘快吃進肚子裡，然而現代人連這麼簡單的事情都做不到，理由是什麼？

很簡單，就是大部份的人都不在家裡吃三餐。早餐只吃一半的豆腐，到了隔天早上還沒壞掉，所以還可以吃下肚；但是因為沒有每天在家吃早餐的習慣，因此豆腐隔了好幾天沒吃的結果就是丟掉。

現代人不想製造廚餘，只有兩種選擇，不是「放棄自己煮的習慣」，就是「養成餐餐完食的習慣」。而不同的選擇決定一個人能否進入健康長壽的生活。

「水」會影響腸內細菌

自來水會降低免疫力

日本針對自來水有嚴格的法律規定，因此是「安全」的。去除砷、氟、硼、鋅、錳、氯等化合物，並且添加大量殺菌力強的氯，有效抑制對人體有害的雜菌繁殖。尤其針對從糞便而來的大腸桿菌，制定了「發現一個就不合格」的嚴格標準。

因此，全世界都知道日本的自來水是「乾淨」的水，甚至有自治團體將自來水裝進寶特瓶，並且在市面上銷售。

這樣的自來水可以拿來清洗餐具，但是不建議經常飲用。

自來水的問題出於添加殺菌作用的氯，雖然不會對人體造成直接的傷害，但是對於同樣是「菌」的腸內細菌而言，氯是劇烈的毒。氯的殺菌力可以「把大腸桿菌完全殺得精光」，一旦進入腸道的話，「腸內菌群」一定會遭到嚴重的破壞。

飼養熱帶魚和水草等水生生物的設備叫「水族箱」。

水族愛好者都懂得一個「常識」，就是他們在幫水槽換水時，絕對不會直接使用自來水。他們的作法是，將裝在桶子裡的自來水靜置一天以上，待氯自然揮發，或加入藥品中和之後，再倒入水槽裡。理由很簡單，如果直接倒入自來水，水中的氯會將水槽中的細菌全部殺死。

施工完畢的水族箱裡面，有成千上萬數量和種類的細菌維持平衡並且繁殖，魚吃剩下的飼料和排泄物是有毒的，而水族箱裡的細菌可以將這些物質分解成無毒，不會危害到水族箱裡所飼養的魚；因此有人說「水族箱本身就是一整缸細菌」。人體的腸道其實也很類似自然生態的水族箱。

棲息在水族箱裡的細菌和棲息在人體腸道的腸內細菌一樣，都是「細菌」。如果自來水不能直接倒入水族箱使用的話，同樣的道理，自來水對人體腸道的腸內細菌是有害的。

腸內細菌負責人體大部份的免疫力。因此我認為，如果經常飲用會殺死腸內細菌的水，很有可能導致人體免疫力下降。

所以我建議大家在喝水之前，要先將氯去除掉，或飲用不含氯的水。具體方法是，選擇「裝在容器裡靜置過一段時間的水」或「不含氯的礦泉水」。

維持良好的免疫力，最佳的方法是，千萬不要喝進殺菌力強的水，破壞人體腸道。學習水族愛好者保養水族箱的做法，努力保護腸道和腸內細菌。

魚柄

如何正確飲用自來水

裝在容器裡靜置一段時間

過去沒有自來水的時候，經常喝了井水或河水而拉肚子；現在的自來水幾乎沒有雜菌，因此也不再有拉肚子的問題。但是相反地，剛才提到過，消毒用的「氯」對人體有害，而且加了氯的自來水有一股味道，喝不出水的美味。

因此為了確保飲用水的安全，並且去除氯的味道，建議最簡單的方法就是，將水倒入容器裡，不要蓋上蓋子，並且靜置一段時間。氯可以從水面揮發到空氣中，經過12～24小時之後，惱人的味道就會消失。將煮沸過的木炭放入水中，可以吸附水中的雜物和味道，讓水喝起來更美味。只要簡單的幾個步驟，自來水的氯消失之後，水就變得好喝了。

但是請留意，水中氯消失之後，殺菌力立刻減弱，容易滋生黴菌等，因此必須放入冰箱冷藏或即早飲用完畢。

利用維他命 C 去除自來水的氯

將測試氯的試劑加入自來水中，顏色立刻改變，表示水中含有氯。這時加入幾滴含豐富維他命C的「檸檬汁」，會發現加入試劑變色的自來水立刻又變回透明的顏色。

做這個實驗的某大學教授寫了讓人有點難以理解的化學程式向聽眾說明，並且表示「維他命和氯產生化學作用之後，可以除氯」，不過我是外行人，實在看不懂化學程式，但產生化學作用的水確實是聞不到氯的味道。

這讓我想起老舊的文獻裡曾記載類似「檸檬水」的作法，將柑橘類擠成果汁再加入水裡，可以讓水變得即安全又好喝。安全性可能會因黴菌的種類不同而效果不一，但是加入柑橘類的果汁讓「水變好喝」，確實是一個好方法。

夏天準備加入檸檬或柚子的果汁和微量的檸檬酸的水，放入冰箱冷藏，就可以喝到比礦泉水更安心而且更美味的水。

藤田

過度清潔導致免疫力下降

「乾淨社會」降低免疫力

日本人出於好意努力建造「乾淨社會」，但過於清潔反而破壞了人體免疫力。討論發酵食品時曾經提到，腸內細菌受到外來相同菌種或其生產物的刺激之後不斷繁殖。活化腸內細菌之後，就可以排除入侵人體的有害細菌。換句話說，環境中的細菌定期且適度地進入腸道，可以促進腸內細菌的運作，並且提高人體的免疫力。

人類生活周遭並沒有太多致命的細菌，甚至可以說，生活中的細菌其實和腸內細菌差不多。但是在「乾淨社會」裡，細菌被視為「統統都是不好的」，拼命消滅身邊許多各式各樣的細菌。原本是吃進腸道有助於腸內新陳代謝的細菌也一併被排除在體外。為了遠離疾病，卯足全力殺菌、除菌、抗菌，結果導致腸內細菌的數目減少，造成免疫力下降，聽起來諷刺卻是事實。

過度清潔的背後其實是廠商的商業主義行為在操弄。

街頭巷尾到處看得到「沖水除菌的馬桶」、「除菌洗潔劑」、「除菌處理的烹飪器具」之類的廣告。通常商品名稱加上「抗菌」、「除菌」、「殺菌」等字眼會賣得比較好，相信大家都有過類似的經驗，雖然無奈卻是事實。

日本人費心利用酒精清潔廚房，烹調器具選用抗菌商品，我認為主要原因是大家害怕食物中毒；然而，這幾年來食物中毒的症狀嚴重，而且死亡人數增加，其中原因要歸究於過度清潔。

例如，惡名昭彰的病原性大腸桿菌O－157，是人類使用殺菌劑消滅大腸桿菌之後產生的變種。

O－157是毒素很強的大腸桿菌，但本身的生命力很弱。如果O－157的能量是100的話，產生毒素用掉70，生命力其實只剩下30。只要生活周遭的細菌的生命力達到100，打敗O－157是一件輕而易舉的小事。

然而毒性強的O－157居然在全世界衛生管理最嚴格的廚房引起食物中毒。反而在我們認為「不乾淨」的落後國家廚房極少發生Ｏ－１５７引起的食物中毒。

蘿蔔苗曾經被指責是導致Ｏ－１５７感染的起因食物，但其實一點根據也沒有，因為蘿蔔苗採用的是接近無菌狀態的水耕栽培方式，即便是種植在土裡的白蘿蔔，由於附著大量土壤細菌也會使得Ｏ－１５７無法繁殖。

即使同樣遭到Ｏ－１５７入侵體內，有人重症死亡，有人症狀輕微，差別在於每個人平時是否接觸到各式各樣的雜菌，程度的不同大大地影響了食物中毒的結果。

Ｏ－１５７入侵腸道做的第一件事就是攻擊腸內細菌。平時刻意排除細菌，導致腸內細菌處於停滯狀態的人，Ｏ－１５７立刻轉移目標，從腸壁開始入侵體內。

另一方面，如果體內擁有足夠的腸內細菌，生命力弱的Ｏ－１５７入侵之後也絕對無法生存。即使突破腸內細菌建立的包圍網，侵入體內也不會產生危害，因為腸內細菌可以活化免疫細胞，輕而易舉地消滅Ｏ－１５７。

希望長壽的話，建議停止大力宣傳殺菌、除菌、抗菌的商品，因為這一類的商品會同時減弱人體的腸內細菌。因此掉在地上的食物撿起來吃掉也不會有衛生上的問題，因為只不過是沾上土壤細菌而已，基本上跟吃納豆沒什麼差別。

不要太過度強調清潔，和形形色色的細菌保持互利共生的關係，就可以提高免疫力，並且戰勝疾病。

魚柄

廚房差不多乾淨就好？

養成抹布「擦完就洗↓晾乾」的習慣

藤田教授一直告訴大家「過度清潔導致免疫力下降反而有害」，但是如果不想拉肚子，清潔還是很重要。相信大家都想知道做到什麼程度才是「適度」的清潔。

廚房的工作不外乎「使用抹布擦掉髒污和水漬」和「經常替換抹布保持清潔」……等原則。

抹布分成①菜刀專用②砧板專用③擦拭流理台專用3種。

菜刀專用抹布使用一天之後洗好晾乾。砧板專用和擦拭流理台專用抹布重覆「使用↓清洗擰乾↓攤開晾乾」的動作，每次用餐完畢，利用肥皂將抹布洗乾淨之後晾乾，到了下次煮飯時使用新的抹布。

一般人在使用抹布時經常犯的毛病是，將使用到一半的抹布摺好放在流理台上，這個作法絕對錯誤！

建議準備晾抹布的架子，把使用到一半的抹布晾起來。用清水弄濕「摺好」靜置10分鐘和「攤開晾乾」10分鐘是會產生完全不一樣的結果。抑制雜菌繁殖最忌諱潮濕！「使用↓清洗擰乾↓攤開晾乾」一開始或許會覺得很麻煩，但是習慣是很驚人的，努力持續1星期，只要習慣之後，甚至「不做的話還會渾身不對勁」。這也是養成腸壽食習慣的方法之一。

預防食物中毒的方法是迅速冷卻

你是否經常將吃不完的白飯留在電鍋裡…？剩下的菜留在鍋子裡…？這些都是雜菌的溫床，也是導致食物中毒的原因。

理由是鍋子裡的溫度約40度，就像人類泡澡一樣，是大部份的細菌感到最舒服的溫度。長時間下來，細菌會大量繁殖。

煮飯或燉煮時的溫度達１００度，幾乎可以殺死所有可能會引起食物中毒的細菌，可是如果降溫低於60度時，周圍空氣中飄落的雜菌就會開始繁殖，甚至溫度降到30～40度左右時，會加速細菌繁殖的速度。

為了不讓細菌繁殖，保存食物時一定要迅速跨過30～40度的「鬼門關」。重要原則是「不要將剩的食物留在鍋子或電鍋裡，要裝進密閉容器之類的保存容器裡，不要蓋上蓋子，並且迅速降溫」。

如果將容器放入裝滿水的鍋子裡，隔水降溫作法可以有效縮短時間。有人為了要加速降溫，在密閉容器上面放保冷劑，但是實驗的結果是隔水降溫的效果最好。建議在常溫下降溫，然後蓋上蓋子，再放入冰箱冷藏。

如何吃才能使「保存食」不會變壞

辛苦做好的牛蒡絲、煮好的白蘿蔔絲和豆子、另外還有買來的佃煮和鹽辛…要是發霉不能吃，心情一定很哀怨，可是丟掉又很可惜。儘管是有助於消化的根莖類、豆類食物，一旦發霉了就不能吃下肚。因此如何預防食物發霉很重要，接下來介紹處理食物的好習慣。

■處理熟食的好習慣①

保存食物的瓶子或容器不可直接取出放在餐桌上。從冰箱拿出容器，取出一次可以吃完的份量裝進小碟子裡，馬上將容器放回冰箱。理由是打開蓋子的時間越長，空氣中的雜菌越容易附著在食物上面，導致食物敗壞。此外，從冰箱取出的時間越長，食物的溫度上升，也是食物敗壞的原因。

■處理熟食的好習慣②

從容器取出食物時，務必要使用乾淨的筷子或湯匙，不能使用自己吃飯時用過的筷子。

■處理熟食的好習慣③

如果取出的食物吃不完時，千萬不可放回保存容器裡，因為容器裡的雜菌少，如果將附著雜菌的食物放回去，結果會導致容器裡的雜菌繁殖。如果能養成良好習慣，維持雜菌不易滋生的環境，生活中就不需要使用藥品殺死雜菌。

不過千萬別為了省事，以為「放進冰箱冷藏就沒事」。食物變壞是因為導致食物腐壞的細菌存留在裡面，而這一類的細菌通常不耐熱，因此剩下的料理必須加熱過一次之後，迅速降溫之後再放進冰箱冷藏，如此一來就不怕浪費食物。

不論是燉煮料理，或是熱炒料理，都要記得重新加熱，而蔬菜沙拉則洗過瀝乾，拌點鹽或醋再放入冰箱冷藏。生魚片之類的生鮮食品則浸泡在醬油或醋裡面，或者乾脆煎過或炒過之後再放入冰箱冷藏，一點都不會浪費。

總覺得現代人只會把「浪費」兩個字掛在嘴邊，卻沒有採取任何行動。其實解決方法很簡單，養成處理食物的好習慣，就不用擔心浪費食材的問題。

第5章

有效遠離疾病的「腸壽食」具體作法

藤田

「細嚼慢嚥」可預防各種疾病

咀嚼有助於防止腦部退化

小時候父母和學校老師經常叮嚀「每一口食物至少要咀嚼30下」。這個是很正確的觀念，因為咀嚼可以預防失智症，也可以提升免疫力。

透過咀嚼食物，從嘴巴和下顎將刺激傳達到腦部，可以活化掌管記憶力的海馬和支配情緒的杏仁核。

根據日本體育大學小野塚實教授的研究，一邊嚼口香糖一邊進行作業時，可提高人腦的認知功能，讓作業更有效率。觀看棒球比賽直播時，發現有些選手口裡嚼著口香糖或葵花籽，他們這麼做是因為從經驗得知透過咀嚼可以活化腦部。

有些人因為罹患失智症而不良於行，其中有不少患者使用活動假牙咀嚼食物，經過一段期間之後，身體逐漸恢復，不但可以走路，甚至還有辦法下田工作。研究結果顯示，比起吃東西太快的人，習慣細嚼慢嚥的人罹患失智的機率較低，大約可以下降30%。

只要養成習慣做到「每餐細嚼慢嚥」，根本不需要玩「腦力遊戲」，一樣可以達到活化腦的效果，遠離失智症的威脅。

一口食物咀嚼30下，讓嚼碎的食物充分地和唾液混在一起，變得更加潤滑之後，可以改善吞嚥的問題。唾液中含有澱粉酶、脂酶等消化酵素，以及過氧化氫酶、過氧化物酶、超氧化酶等酵素，這些酵素具有抗氧力，可以消滅食材裡的活性氧和致癌物質。

此外，細嚼慢嚥時會產生大量的唾液，充分與口中的食物混在一起，可以將抗氧力強的酵素一起運送至腸道。

活性氧直接造成的疾病種類超過２００種，是使腸內細菌衰弱，降低免疫力的物質。為了預防活性氧對人體造成損害，建議多攝取色彩繽紛且富含抗氧化物質的蔬菜，避免產生活性氧的食品添加物，而且更重要的是每一口食物都要細嚼慢嚥。

咀嚼食物的過程中，口中含有酵素的唾液會慢慢分解食物。血糖值緩緩上升，當刺激傳達到腦時，腦才會感受到食物的美味。

但是生活周遭出現越來越多完全不用咀嚼，入口的瞬間立刻感覺美味的食物，這些食物都是速食和零食等加工食品；因為這些食品添加人工香料，咀嚼之後味道會變得很膩而吃不下去，因此不得不咀嚼兩三下就吞到肚子裡。

一直吃這些不需要咀嚼食品，無法刺激腦部，認知功能就會漸漸衰退。而且食物沒有經過充分咀嚼，對胃和腸都會造成很大的負擔；不僅唾液中的抗氧化物質無法抵達腸道，反而被活性氧取代，進到腸道殺死細菌。如此一來，造成疾病的活性氧留在體內，並且破壞人體的免疫力。

因此，如果要遠離失智症和其他各種疾病，除了一定要細嚼慢嚥以外，還要選擇適合細嚼慢嚥的食物。

「細嚼慢嚥」的正確方法

細嚼慢嚥的關鍵在於「淡口味」

吃進肚子裡的食物在胃和腸子裡被消化、吸收，整個過程只能交給體內的消化器官。人類只能利用「在口中細嚼慢嚥」的方式，才能依照自己的意思協助消化、吸收的工作。

用餐時，盡可能將食物嚼碎有助於減少胃的負擔。而且在咀嚼的過程中，唾液裡的澱粉酶可以混在食物裡面，幫助消化。因此人類如果想要減輕腸胃的負擔，唯一的方法就是咀嚼食物。

於是我開始思考「會讓人選擇要細嚼慢嚥的先決條件是什麼？」大家猜到了嗎？

太硬的食物確實讓人不得不慢慢咀嚼，但是光只有這一點是不夠的。更重要的先決條件是，口味淡卻越嚼越有味道的食物。

口中的食物和唾液中的澱粉酶混在一起刺激舌頭上的味蕾細胞，將辣味、苦味傳達到人腦。

因此我認為美味也是一樣，透過咀嚼將美味傳達到人腦，當腦部發出「好吃」訊號的那一刻就會感到幸福。

為了不加重胃腸的負擔，所以不得不細嚼慢嚥，慢慢咀嚼之後的腦會感受到幸福，依照我的推論，快樂的感覺應該就是人體本身給自己的獎賞。

但是藤田教授也提到，現代生活周遭充滿加工食品、外食、熟食、零食…全都是重口味的食物，一放到嘴裡，咬都不用咬，味道立刻四處亂竄。

由於滿嘴充滿食物的味道，如果再加上咀嚼，藉由唾液的澱粉酶加強味道傳達到人腦，結果只會使味道變得很「膩」。

我曾經買過外面商店所販賣的漢堡，慢慢咀嚼的結果是，第1口↓好吃！第5口↓好膩！第9口↓噁心！最後根本嚥不下去。

不只是漢堡，其他食物也是相同的道理。我想說的是，光靠食物的軟硬判斷需不需要咀嚼是不夠的。

養成好的生活習慣，幫助腸胃消化的作法之一就是，選擇適合慢慢咀嚼的淡口味食物。外食產業追求的是利益，無法提供淡口味食物。為了家人健康著想，建議多花心思在家裡的餐桌上。

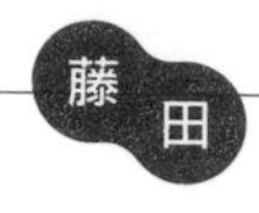

利用早餐和早晨的太陽建立健康的規律生活

不規律的生活使「生理時鐘」產生混亂

相信大家都聽說過，人體有「生理時鐘」的機能。

也就是每天依照一定的規律，白天處於活動狀態，夜間處於休息狀態，調節身體狀態的機能，「時鐘細胞」位於腦部的視交叉上核，扮演司令官的角色。

生理時鐘從早到晚協助控制人體規律，包括血壓的變動、荷爾蒙的分泌、自律神經的調節，只要生理時鐘配合生活步調，就能健康長壽。

生活步調具體而言指的是時鐘，麻煩的問題來了，生理時鐘和時鐘從一開始就不一致。

一天的長度是配合地球自轉一圈的時間，長度的制定是24小時，這是眾所皆知的事實，但是生理時鐘認知的一天是「24小時11分鐘」，原因很可能是很久以前地球的自轉速度比現在慢；如今地球自轉速度漸漸加快，但是人類身體的進化還追不上加快的速度。

如果每天不努力修正差距的話，今天慢11分鐘，明天慢22分鐘…以此類推，差距只會越拉越大。

生理時鐘從早到晚發出指令給全身細胞和臟器，生理時鐘和生活規律產生差距，經常處於「不同時差」狀態時，全身細胞和內臟會漸漸變得疲乏無力，腸道也不例外。依照生理時鐘指示運作的腸子和實際生活規律產生差距時，腸道功能會逐漸衰弱。如此一來，腸內細菌一旦失衡，免疫力就會跟著下降。

所幸，修正「生理時鐘」和「生活時間」之間差距的方法很簡單。

只要每天規律地攝取三餐，特別是「早餐」。生理時鐘司令官的旁邊，位於腦的視床下部背內側核，有一個「腹部時鐘」，起床後進食早餐可刺激腹部時鐘，將生理時鐘調整歸零。如此一來，人體就可以配合地球自轉的規律，也就是人類生活的時間運作。

使用腹部時鐘調整生理時鐘的方法非常有效。例如，到國外旅行出現時差時，只要配合當地的用餐時間吃飯，生理時鐘就會重新設定，快速適應當地時間。

另一個重新設定生理時鐘的方式，就是清晨出門曬太陽。

人腦感應光的部位是在管理生理時鐘的視交叉上核附近，清晨出門曬太陽可以刺激此部位，啟動位於附近生理時鐘的開關，重新設定。

許多上班族到了週末假日就會睡到中午，導致生理時鐘產生混亂。所以星期一都會感到身體不適，或者心情鬱悶。為避免相同情況發生，建議即使是休假日也要按時起床，吃早餐，出門曬太陽。

每天早晨保持相同的習慣，建立理想的規律生活，就可以活得健康長壽。

利用睡覺時間做早餐

利用睡覺前5分鐘預備早餐

藤田教授說「養成1天吃3餐的習慣有助於恢復體內的規律」。1天3餐…早餐是一天的開始。

沒錯！面對一天生活的開始，一定要吃早餐。道理很簡單，就像沒有燃料的汽車是跑不動的。

但是如果等早上起床再著手準備早餐，時間就來不及了，必須在前一天晚上，睡前5分鐘完成75％的預備工作。

早餐是動力來源，吃早餐讓人整天活力充沛，而建立吃早餐習慣的重要關鍵在於「睡前5分鐘」的預備工作。

…睡前…

將米放進電子鍋裡然後設定時間。之前在138頁提到「發揮巧思白米的拌飯(加入羊栖菜和麥片等)」，再倒入適量的水，放入雞蛋和整顆地瓜，蓋上蓋子，設定計時器。

煮味噌湯的鍋子裡倒入水，放入煮高湯專用的昆布、小魚干、乾香菇，並且將根菜類的紅蘿蔔、牛蒡、南瓜、芋頭等切塊後放入。以上步驟完成之後，就可以安心睡覺去了。

……隔天早上……

煮味噌湯的鍋子開火加熱。由於經過一整晚，昆布、小魚乾、乾香菇泡出味道成了高湯，煮出來的根菜類一定很美味，待沸騰之後，放入1～2片白菜或高麗菜，水煮2分鐘後取出，就是一道燙青菜。這個時候根菜類差不多熟透，將發酵食品的味噌溶解在湯裡，輕鬆完成一道「味噌湯」。

白飯的話，只要設定料理時間，早上一起床，飯就煮好了，同時水煮蛋和蒸地瓜也都熟了。

換句話說，早餐從開火加熱到煮好味噌湯，前後花不到10分鐘，就可以完成改善飲食生活的一餐。

拌飯裡面有比玄米更豐富的維他命B和礦物質，味噌湯裡頭有大量的根菜類，湯頭味道自然鮮美，水煮蛋含有蛋白質等均衡營養，加上買來儲存在家裡的納豆或烤海苔，完全符合藤田醫師推薦的「腸壽」標準。甚至連當作點心的蒸地瓜都一起完成。

蔬菜可從早餐的味噌湯或蔬菜湯開始攝取

蔬菜有益腸道，應該一大早就要攝取。不過…請留意，攝取蔬菜不等於大口喝蔬菜汁！又不是打針或吊點滴，並不是只要從嘴巴喝進去就好。

藤田教授也提到，透過「咀嚼」有益口中唾液的分泌，促進消化。此外，「咀嚼」是下顎運動，一樣有促進腸胃消化的功能。

因此作為一天開始的早餐，必須利用「咀嚼」的方式大量攝取蔬菜。

前一天晚上將小魚乾、昆布、乾香菇放入已裝水的鍋子裡，再將大量切丁1公分的南瓜、紅蘿蔔、芋頭、白蘿蔔等蔬菜放入，開火加熱，沸騰之後轉小火繼續加熱5分鐘，將味噌溶解在湯裡，就是一道「滿滿蔬菜味噌湯」。如果不喜歡味噌的味道，也可以用番茄醬、鹽、醬油…等等來取代，自由變換口味。加入番茄醬就變成羅宋湯，也別有一番風味。

根菜類切丁1公分的話，利用小火5分鐘就可以熟煮，非常省時。到了冬天，加入少許的薑末，就是一道喝了會讓身體暖呼呼的湯品。

藤田

「適當適度的運動」有助於健康長壽

運動強度因人而異，切忌過度勉強

目前為止談論的都是「飲食」方面的注意事項，希望健康長壽的話，適度的運動也很重要。

「有氧運動」被視為有效預防疾病和改善體質的運動。有氧運動指的是，利用氧氣的供給，長時間從事強度較底的運動，例如「走路」、「慢跑」、「騎腳踏車」、「游泳」等都是有氧運動，其中門檻最低的就是走路。

走路速度不用太快，只要讓呼吸比平時快一點，稍微流汗即可。每天30分鐘，長時間持續下來一定對健康有幫助。

進行有氧運動消耗氧氣的同時，也可以消耗體內累積的碳水化合物和油脂。燃燒體內容易過剩的碳水化合物和脂肪，不僅可以預防糖尿病和心血管疾病，也有助於適度刺激腸道蠕動。

此外，也可以鍛練全身肌肉。呼吸肌肉發達的話，氧氣的攝取量增加，可以減緩呼吸系統的大小問題。心臟肌肉發達的話，可以促進血液循環。腿部和腰部肌肉鍛練強壯的話，在平常生活中就不容易受傷，預防進入老年長期臥病在床的現象。

而且運動的快感可以有助於舒解壓力，減輕內心的不安和壓抑的情緒，增加自信心。本書前面提過「30％的免疫力在於心」，適度的運動有助於舒解壓力，提高人體的免疫力。

走路實在好處多多，但並不需要特意穿上專業運動服和運動鞋，特地到河堤走路。例如，到附近商店購買晚餐的食材時，平常習慣開車或騎踏車，不妨改變一下，走路出門。不用另外刻意花時間，只要改變平時的生活習慣，讓走路成為生活的一部份，自然而然養成持續運動習慣。

我不建議快速的跑步、馬拉松、登山等強度高的運動，對於年紀大的人，這一類的運動容易造成身體的負擔，使膝蓋提早退化、受傷、導致心臟病發作等；運動強度過高時，產生能量的細胞小器官線粒體必須要不斷地將氧氣轉化成維持生命的能量，結果產成大量會導致疾病發生的活氧素，反而使得壽命縮短。偶爾聽到「70歲挑戰馬拉松」，但那是特例，一般人千萬不要輕易嘗試。

運動有助於健康長壽，但也要考慮自身的年齡。千萬不要逞強，要從事適度的運動，保持好心情，樂在其中。

長久擱置會導致機能退化

看似麻煩，其實有助於維持身體機能

想要長壽，就必須攝取維他命C和鈣等礦物質。最佳食材當然是蘋果、橘子、棗子、西瓜，都是有助於腸胃消化的水果。但是建議不要喝果汁，將整顆水顆親自削皮切好，再吃進肚子裡。

有位年過40歲的女性友人總是嚷嚷「削皮很麻煩」、「水果直接喝進肚子裡，省事不費力！」於是我請她幫忙切西瓜，她一副很有自信的樣子，握著刀子將熟透的西瓜切開，不僅紅色果肉碎開，而且西瓜汁還四處流竄…與其說是「切」西瓜，倒不如說是「壓碎」西瓜。

時間一久，人是會慢慢健忘的，包括做家事。

或許大家認為「削水果皮沒什麼大不了的」，但是這個動作是維持雙手和指頭運動機能的重要日常動作。

人隨著年齡的增長，身體機能會退化，以前習以為常的動作突然變得困難，甚至無法完成。例如，削水果時要考量「要用多大的力氣，從什麼地方切入，接下來往什麼方向移動，如何削得既漂亮又安全」，每個步驟都要集中注意力才能完成。

對於每天削水果的人，整個流程想都不用想，一下子就把水果削好，但是平時貪圖方便，選擇切好的水果和果汁的人，請留意自己日常生活的能力是否正在逐漸下降，甚至慢慢喪失當中。

在手腳還很靈活的時候不願意動，過度依賴市售切好的水果和果汁，將會提早失去手、腳原有的機能。

相反地，從年紀老邁的日本料理廚師展現流暢刀工就可以知道，如果持續使用的話，身體機能就會處在良好的狀態。平常生活中不要嫌麻煩，堅持多花一點功夫，有助於培養健康長壽的生活好習慣。

不過，如果任由身體機能荒廢不用的話，不用動手削水果皮，即使躺在床上，也會有人送果汁來，而且到時候是利用「管子」，也不需要動手拿瓶子；甚至情況許可的話，還可以將「管子」插到胃裡，連大口吸的動作都不用，仔細想想，這種輕鬆省事的方便，是你想要的嗎？

藤田

傳統飲食習慣正是標準的腸壽食

自古以來就擁有健康長壽的飲食智慧

多吃蔬菜、多吃發酵食品、偶爾吃肉、攝取Omega-3脂肪酸、少吃精製碳水化合物、避免加工食品、不要直接飲用自來水、細嚼慢嚥、一定要吃早餐、從事強度適合的運動…本書介紹了許多「腸壽食」的方法，而這些方法對發生戰爭以前的日本人而言，都是視為理所當然的飲食習慣。

我和魚柄只不過透過長時間觀察過去人們失敗的經驗，利用最新科學知識查證健康長壽的飲食智慧，以符合現代潮流的形式呈現出來。過去日本人習以為常的飲食習慣，是促使日本成為全世界最長壽國家的最主要原因。

最有效果的飲食方式近在眼前，但是現代的日本人基於「落伍」、「太過於理所當然」的理由，對於傳統飲食方式不怎麼感興趣；卻熱衷於追求「新奇的事物」，只要媒體介紹新的食材，就會掀起一波盲目追求的熱潮，等過一陣子退流行之後，市面上出現新的話題時，群眾就又會開始追逐，同樣的劇情不斷地上演。

然而那些總是吸引眾人目光的「噱頭」通常缺乏科學證據，都是一些垃圾資訊，只不過是企業想要刺激消費者，去購買新的健康食品和烹調器具的宣傳，單純的商業行為根本不需要花時間去印證。

本書介紹的「腸壽食」和花俏的商業廣告無關，只要讀者們有心，隨時都可以動手做得到，根本用不到特殊的食品和烹調器具。

由衷希望將日本人經過長時間傳承下來的正確飲食觀念，透過「腸壽食」的方式，幫助大家建立充實的人生。

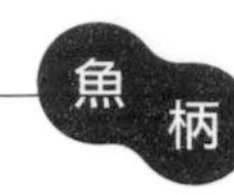

實現「長壽」的願望必須手腦並用

飲食習慣等於生活習慣

「遠離疾病的飲食習慣」不只是講究吃健康料理而已，而是從養成「自己做」健康料理的習慣開始。今天要吃什麼？要準備哪些食材？想好每一個步驟，親自選擇食材、烹調料理、試味道，將煮好的料理吃進肚子裡，養成親自動手的習慣，可以使腦筋更加靈活，預防手腳和指頭的老化。

可是現代人常以「沒時間」、「麻煩」、「省事」等作為藉口，經常選擇外食。人類透過飲食補充人體所需的能量，是維持生命的基本，卻寧可選擇「不思考」、「不動手」，過著只是從嘴巴將食物送進胃裡的生活。

如果單單只要把食物裝滿腸胃的話，乾脆不要從嘴巴進食，現代醫療技術進步到利用「胃造口術」將營養直接送到胃裡面，只要在肚子上挖一個洞插上管子就可以辦到；但是不動也不思考的結果，人體在進入「老化」之前就已經先開始「退化」。

簡單說，「長壽」的飲食生活和「吃」息息相關。我認為建立「日常的生活習慣」是非常重要的，當然也包括「吃」這件事情。

當你覺得做家事很辛苦時，你會選擇「改用方便的器具」還是「加強做家事的技巧」？不同選擇會決定一個人的頭腦和身體是否能夠繼續發揮功能。

藤田紘一郎
(Fujita Kouichirou)

東京醫科齒科大學名譽教授。醫學博士。1939年出生於舊滿州。專門領域是寄生蟲學、熱帶醫學、感染免疫學。1983年於寄生蟲體內發現過敏原，獲得日本寄生蟲學會的小泉賞。2000年研究成人T細胞白血病的病毒傳染路徑，獲得日本文化振興會的社會文化功勞賞、國際文化榮譽賞。著作包括《只做對腸道好的事！》（每日新聞出版發行）以及其他許多著作。

魚柄仁之助
(Uotsuka Jinnosuke)

飲食生活研究家。1956年出生於福岡縣。出身於大正時代開始的古典料理世家。致力於蒐集戰前到戰後的資料，研究日本飲食文化的變遷，將學習到的「飲食智慧」應用於每天的日常生活中。著作包括《有益腸道的109道菜》、《廚房裡沒有戰敗：戰前・戰後的日本飲食》等。

腸壽食 病気を寄せつけない腸寿食

醫學權威×飲食專家教你吃對食物、顧好腸子，
預防癌症、遠離憂鬱、慢性病、免疫力低落等大小病痛！

作者 藤田紘一郎（ふじたこういちろう） 魚柄仁之助（うおつかじんのすけ）

譯者 許敏如
責任編輯 鄒季恩
封面設計 劉佳華
封面插畫 スタジオ大四畳半
內頁排版 劉佳華

發行人 許彩雪
出版 常常生活文創股份有限公司
E-mail goodfood@taster.com.tw
地址 台北市106大安區建國南路1段304巷29號1樓

讀者服務專線 02-2325-2332
讀者服務傳真 02-2325-2252
讀者服務信箱 goodfood@taster.com.tw
讀者服務網頁 https://www.facebook.com/goodfood.taster

法律顧問 浩宇法律事務所
總經銷 大和圖書有限公司
電話 02-8990-2588
傳真 02-2290-1628
製版 凱林彩印股份有限公司
定價 新台幣280元
初版一刷 2016年11月
ISBN 978-986-93655-4-3

國家圖書館出版品預行編目(CIP)資料

腸壽食 / 藤田紘一郎，魚柄仁之助作；
許敏如譯 . 譯自：病気を寄せつけない腸寿食 -- 初版 . -- 臺北市：
常常生活文創，2016.11 192面；14.8×21公分
ISBN 978-986-93655-4-3(平裝)
1. 健康飲食 2. 食譜 3. 醫學
411.3 105019012